普通高等职业教育“十四五”规划教材
全国高等职业教育药品类专业规划教材

药品生物检定

张　姣　廖　红　张映兰　张　娅　主　编
雷　勇　曹卫东　曾　余　副主编
杨　琴　主　审

中国石化出版社

内容提要

本书由11章构成，通过学习，引导读者应用药品生物检定知识与技术完成药品生物检定具体工作任务，掌握相应的知识与操作技能。主要内容包括：培养基配制、灭菌方法菌种保存技术、无菌检查法、微生物计数法、控制菌检查法、中药饮片微生物限度检查法、洁净室环境监测、抗生素的微生物测定法等。

本书适合医药类高职高专院校药品质量与安全、药品生产技术、药物制剂技术、药品经营与管理、生物制药技术、药学等专业作为教材使用。

图书在版编目（CIP）数据

药品生物检定/张姣等主编.—北京：中国石化出版社，2022.4

ISBN 978-7-5114-6653-2

Ⅰ.①药… Ⅱ.①张… Ⅲ.①药品检定-生物检验-教材 Ⅳ.①R927

中国版本图书馆CIP数据核字（2022）第057598号

中国石化出版社出版发行

地址：北京市东城区安定门外大街58号

邮编：100011 电话：(010) 57512500

发行部电话：(010) 57512575

http://www.sinopec-press.com

E-mail：press@sinopec.com

北京科信印刷有限公司印刷

全国各地新华书店经销

*

710×1000毫米16开本12.75印张187千字

2022年6月第1版 2022年6月第1次印刷

定价：38.00元

《药品生物检定》编委会

主　编： 张　姣（重庆能源职业学院）
廖　红（重庆能源职业学院）
张映兰（重庆红岭医院）
张　娅（重庆红岭医院）

副主编： 雷　勇（重庆阁睿斯工程科技有限公司）
曹卫东（重庆阁睿斯工程科技有限公司）
曾　余（重庆能源职业学院）

编　委： 吴登泉（重庆阁睿斯工程科技有限公司）
杨　琴（国药太极西南药业股份有限公司）
胡春梅（国药太极西南药业股份有限公司）
尤良玉（国药太极西南药业股份有限公司）
张　艳（国药太极西南药业股份有限公司）

前　言

药品生物检定技术课程是医药类高职高专院校药品质量与安全、药品生产技术、药物制剂技术、药品经营与管理、生物制药技术、药学等专业的一门重要专业课程。本课程技术实践性极强，是药品质量与安全、药物制剂技术等专业人才职业素养的必备环节之一。开设本课程的目的在于培养学生根据《中华人民共和国药典》(简称《中国药典》)，熟练完成各类药物安全性、有效性检定具体工作任务，掌握其相应的操作技能和必备知识。

本教材以药品生物检定的质量研究分析技术为主线，结合最新版《中国药典》(2020年版)的修订与执行编写而成。本书由11章构成，通过11章内容学习，引导读者应用药品生物检定知识与技术完成药品生物检定具体工作任务。第一、二章是全书的引领，结合新版药典介绍药品生物检定基础理论与基本操作技能，包括培养基配制、灭菌方法、菌种保存技术等。第三至十章讲解药品的安全性检查内容，包括无菌检查法、微生物计数法、控制菌检查法、中药饮片微生物限度检查法、洁净室环境监测等，强化读者药品生物质量观念，夯实从事药品安全质量工作的操作技能。第十一章为抗生素的微生物测定法，讲解抗生素效价测定的原理和方法。本课程的目标为引导读者通过绪论、药品安全性检查、药品生物有效性测定三大版块内容学习，依据《中国药典》(2020年版)四部要求，完成药品生物检定具体工作任务，掌握其相应的知识与操作技能。

本教材依据高职教育的特点，本着“岗位需求、任务导向、项目驱动”的教学新理念，以实训为主体，以理论为辅助，以工作过程为主线编排教学内容，以常见药物为工作载体，既保证了在实训过程中融会贯通理论知识，又保证了学生在实习和工作场景中提高实际工作能力，解决工作中遇到的问题，体现了岗位需要、教学需要和行业需要。

本教材的特色在于：(1)内容前沿。本教材以《中国药典》(2020年版)四部为标准对药品生物检定技术相关理论知识进行了详细讲解，并将近年来出现的新技术、新方法融入教材，体现了高职高专教育专业设置紧密联系岗位工作的实际要求。(2)结构合理。教材采取“模块式”编写思路，即教材的内容结构以“章”为基本单位，每一章均为一个相对独立的内容。章后习题有利于学生自测学习效果。章后实训情景，分别为微生物计数、无菌检查、洁净室环境监测、细菌内毒素检查、抗生素效价测定等内容。实训情景内容全面，对药品生物检定方法阐述详尽、准确。并附有企业药品生物检定分析的企业检验记录与报告模板，有利于学生建立对今后工作岗位的全面认识，形成良好的工作思维和方法。(3)内容全面。本教材全面收录药典四部检测方法对应指导原则的解析，内容贴合行业新观念、新要求。(4)凸显高职高专职业教育特色。根据相关教材使用情况、学科发展的最新动态以及就业岗位对从业人员的要求等，在教材内容的选择、深浅以及编排上力求贴近学生、贴近岗位、贴近社会。(5)形式新颖。本教材对应课程为精品课程，拟采用融媒体教材形式，结合工作经验。将企业检验记录与报告模板、工作中常见问题的分析、实训及竞赛视频以融媒体方式穿插于教材中，从而使课程教学生动形象，激发学生的学习热情。

本教材编写人员工作经验丰富。主编张姣，曾于药品生产企业——太极集团从事药物质量工作，曾任科长、技术负责人，有数十年丰富的药品生物检定工作经验，擅长结合企业行业需求，注重学生职业能力的培养。主编廖红，重庆能源职业学院医药学院药学教研室主任、执业药师，主导多项精品课程、在线开放课程，出版多部药学类高职高专、企业培训教材。主编张映兰，重庆红岭医院护理部主任、主管护师。主编张娅，重庆红岭医院急诊科护士长、护师。两位医院工作人员为本教材提供了大量案例及生物检定无菌室建设使用指导意见。并且邀请行业专家——国药太极西南药业股份有限公司副高级工程师、执业药师、大容量注射剂车间副主任杨琴参与教材编写和审稿，从而在满足教学需要的同时，更好地突出高职高专职业教育的特色。

本教材的出版力争满足药品质量与安全和药学相关专业人才培养的需要。由于编者编写时间仓促，书中难免有不妥之处，敬请读者提出批评意见，不胜感激！

编　者

2022年4月

目　录

第一章　绪论

生物检定法是随着科学技术的发展和生产实践的需要逐步发展起来的一种评价药物生物活性、杂质毒性的方法。它可以帮助我们量化生物反应，揭示药物的疗效与毒性，在医药学基础及应用研究、药品质量评定等方面发挥非常重要的作用。

第一节　药品生物检定的基本概念

一、药品生物检定的含义

生物检定法是利用生物体（包括整体动物、离体组织、器官、细胞和微生物等）评估药物生物活性（包括药效和毒性）的一种方法。它以药物的药理作用为基础，以生物统计为工具，运用特定的实验设计，在一定条件下比较供试品（T）和标准品（S）或对照品所产生的特定反应（如抑菌圈直径、惊厥反应指标、血压、血糖、重量等），通过等反应剂量间比例的运算或限值剂量引起的生物反应程度，从而测得供试品的效价、生物活性或杂质引起的毒性。

生物药物主要是指由动物脏器、微生物或体液等提取的，有效成分不够确切，多组分结构复杂，理化方法不能有效鉴定并具有生物活性的天然生化药物、中药，以及某些生物技术药物。由于其空间结构的细微变化即影响药物的活性中心位置，目前在质量标准控制中，2020年版《中华人民共和国药典》（以下简称《中国药典》）规定用生物检定法来评估这类药物的生物活性。

生物检定可以看作一种测量的工具，它贯穿于药品生产的全过程中，生物检定的数据决定药品生产的每阶段，从发现新药、新药研发，到生产中试、工艺验证、终产品质量控制，包括鉴别、纯度效价、安全性稳定性等。生物检定在药品、生物制品（疫苗血液制品）的质量控制和药品安全性检查中发挥着极为重要的作用。

二、药品生物检定方法

药品生物检定方法是利用药物对生物体的作用，把供试品（T）和标准品（S）在同等条件下进行比较，计算出供试品效价的方法，因此它属于对比检定法。根据测定方法不同，药品生物检定方法可分为质反应的直接测定法和量反应的平行线测定法。

质反应的直接测定法就是在较短的时间内准确测得各动物对S和T的最小有效量的方法。某些药物注入动物体内后，反应指标（死亡、心跳停止、痉挛、血液或血浆的凝结等）明确可靠，能清楚地分辨并记录达到该特定反应指标的最小有效量。该法的优点是可使用较少量的动物直接测得T和S的等反应剂量，比较简单，但受药物性质及给药方法的限制，在生物检定中应用不多，如洋地黄效价测定（鸽法）。

量反应的平行线测定法是指测定药物对生物体所引起的反应（如血压、血糖的变化值）随着药物剂量的增加而产生的变化的方法。量反应的平行线测定法要求在一定剂量范围内，S和T的对数剂量x和反应的特定函数y呈直线关系，当S和T的活性组分基本相同时，两直线平行。

生物检定又可分为体内测定和体外测定。

体内测定的受试对象一般是整体动物，给药后观察规定时间内的反应，此时的反应代表了药物对整个动物的反应，例如热原检查法。具体操作过程为：取适用的家兔3只，测定其正常体温后15min以内，自耳静脉缓缓注入规定剂量并温热至约38℃的供试品溶液，然后每隔30min按前法测量其体温1次，共测6次，以6次体温中最高的一次减去正常体温，即为该兔体温的升高温度（℃）。如3只家兔中有1只体温升高0.6℃或高于0.6℃，或3只家兔体温升高的总和达1.3℃或高于1.3℃，应另取5只家兔复试，检查方法同上。

体外测定的受试对象一般指细胞、酶受体等，例如细胞毒性试验。系指利用体外法检测医疗器械或药物等供试品对细胞生长和增殖的影响，以判断其对细胞的潜在毒性作用。试验用的细胞株为小鼠成纤维细胞L-929。

生物检定作为常规方法应用较广泛，所用试剂、动物都已经标准化，方法的选择性和可靠性都经过反复系统研究，在文献、教材、《中国药典》中都有详细记载，其反应指标基本上与临床相一致。但是与其他方法比较，生物检定方法相对精密度低、专业性强，并且费用较高。

扫一扫，会总结

第二节 药品生物检定的任务和应用

一、药品生物检定的任务

生物检定之所以能存在，往往是由于某些品种目前尚无替代它的理化检验方法，或在医药研究过程中必须采用的方法。生物检定客观上起着其他方法无法替代的补充作用，例如量化生物反应；深层次地揭示药物的疗效与毒性；探索药物作用机制；更好地为许多领域的基础研究和应用研究服务。

生物检定在医药学方面的主要任务有：

（一）药品的效价测定

药品的效价测定是生物检定法的基本任务。2020年版《中国药典》规定了各种激素药品的生物检定法、各种抗生素的微生物效价测定法，还收载了菌苗、疫苗、抗毒素、类毒素等效力测定法。

除《中国药典》收载的生物检定品种外，有些新药经系统的理化特性和药理学、毒理学研究后，被推荐到临床试用。但一时尚未找到合适的理化检验方法来控制质量，则可根据生物检定的原理，从系统的药理作用中选择一种能代表临床疗效或毒性反应的指标建立能控制质量的生物检定方法。一些天然药物、血清、疫苗和血液制品等，由于结构复杂或其中包含不定比例的多种成分，难以用理化检验方法测定其中单一成分，只能用生物检定法。如天然的缩宫素和加压素是已知结构的多肽化合物（八肽），而合成的缩宫素和加压素则混杂有极微量的戊肽，要控制其内在质量就不能依靠理化检验，而必须采用生物检定。即便一些理化性质清楚、结构已知的药物，由于构型不同，在生物体上呈现出不同的活性，也可采用生物检定来控制质量。

（二）药品安全性的检查

药品安全性检查是保证药品质量的重要手段之一。2020年版《中国药典》规定有多种药品要进行安全性检查，以保证用药安全。例如，无菌制剂（各种注射剂、眼用及创伤用制剂、植入剂、可吸收的止血剂、外科用敷料、器材等）均不得含有活菌。很多药品需进行有害物质的检查，如降压物质、升压物质检查，异常毒性或特性毒性检查，热原、细菌内毒素检查，过敏物质的过敏反应检查，葡萄糖锑钠毒力检查，溶血与凝集检查等。非无菌制剂（口服片剂、液体制剂等）需进行微生物计数检查，药品中不得含有控制菌，且染菌量不得超过一定限度。

（三）检验方法的核对

有些药品理化性质量已经阐明，也建立了较为灵敏的理化检验方法，但这些方法是否可靠却要用生物检定法来核对。这是因为药品生物检定反映出的生物活性在很大程度上与临床疗效是一致的，而某些理化检验方法却只反映出药品的某一方面的理化性质，却不一定与临床疗效相平行。

例如，肝素的测定可以利用肝素使天青A变色进行比色法测色，这种方法虽然快速、灵敏而稳定，但一些已失去抗凝血作用的肝素也保留了使天青A变色的性质，却不能反映其抗凝血活性。因此，天青A比色法只能作为参考。2020年版《中国药典》仍采用生物检定法，即比较肝素标准品（S）与供试品（T）延长新鲜兔血或兔、猪血浆凝结时间的作用，以测定供试品的效价。

（四）神经介质、激素及其他微量生理活性物质的测定

在活体组织中测定某些神经介质激素或其他微量生理活性物质的浓度是生理学和药理学研究中常用的手段。对于这些微量生理活性物质的测定，近年来虽然也发展了很多理化检验方法，但由于这些物质具有微量、生理活性强的特点，生物检定方法往往具有更高的灵敏度和专一性。此外，生物检定法一般对样品的纯化要求不高，在样品处理上较理化方法的要求更低，甚至组织液亦可直接测定而不受干扰，有的还可以用专一的拮抗剂阻断其他类似物的作用，使测定更具有专一性，因此在一些作用机制研究中往往采用生物检定法。

二、药品生物检定的应用

生物检定法是生物学、医学、药学（包括毒理学）的重要内容和基础，在药品质量控制、新药研究及中药研究的过程中，生物检定法均起到了关键性的作用。

（一）药品质量的控制

药品质量的特性包含有效性、安全性、稳定性、均一性和方便性。其中前三

项为关键的质量特性，不具备这三种特性，便不能成为合格的药品。生物检定在检查药品有效性和安全性方面发挥着重要作用。2020年版《中国药典》规定的需要进行生物检定的药品包括：

（1）激素类：胰岛素、肝素、绒促性素、缩宫素、卵泡刺激素、黄体生成素、升压素、生长激素、降钙素等。

（2）细菌类疫苗：百日咳疫苗，吸附白喉疫苗，吸附破伤风疫苗，伤寒、副伤寒甲和副伤寒乙疫苗，霍乱类毒素、全菌体疫苗，钩端螺旋体疫苗，卡介苗，鼠疫活疫苗，布氏杆菌减毒活疫苗、炭疽活疫苗，口服福氏、宋内菌痢疾双价活疫苗等。

（3）病毒类活疫苗：乙型脑炎灭活疫苗、人用狂犬病疫苗、重组乙型肝炎疫苗、Ⅰ、Ⅱ型肾综合征出血热灭活疫苗、流行性感冒灭活疫苗、森林脑炎灭活疫苗、乙型脑炎减毒活疫苗、甲型肝炎减毒活疫苗、麻疹减毒活疫苗、风疹减毒活疫苗、腮腺炎减毒活疫苗、黄热减毒活疫苗、口服脊髓灰质炎减毒活疫苗、口服轮状病毒减毒活疫苗等。

（4）免疫血清及毒素：白喉抗毒素、破伤风抗毒素、多价气性坏疽抗毒素、肉毒抗毒素、抗蛇毒血清、抗狂犬病血清、抗坏疽血清、注射用A型肉毒素、抗人T淋巴细胞免疫球蛋白、抗人T淋巴细胞免疫球蛋白中红细胞及血小板抗体。

（5）人免疫球蛋白及凝血因子：人免疫球蛋白中白喉抗体及抗HBs效价测定，人乙型肝炎免疫球蛋白中抗HBs效价测定，人狂犬病免疫球蛋白效价测定，人破伤风免疫球蛋白效价测定，静脉注射用人免疫球蛋白中抗A及抗B血凝素、静脉注射用人免疫球蛋白抗补体活性，人凝血因子Ⅷ效价测定，人凝血因子Ⅸ、Ⅱ、Ⅶ、Ⅹ效价测定。

（6）细胞因子：干扰素、人红细胞生成素、白细胞介素-2、粒细胞集落刺激因子、重组人粒细胞巨噬细胞刺激因子、碱性成纤维细胞生长因子、表皮生长因子、链激酶、组织型纤溶酶原激活剂。

（7）抗生素类：主要包括氨基苷类、大环内酯类及其他类多组分抗生素等。

（8）其他类，如洋地黄。

（二）新药研究

目前寻找新药的一个重要途径是利用动植物为原料，在获得天然活性物质的基础上，用人工方法合成一系列类似物，比较各类似物的生物活性，以决定各种类似物的取舍及合成方向，然后进一步研究以阐明其构效关系。在比较生物活性强弱及毒副作用大小的过程中，就可以采用生物检定方法。

例如，蛋白同化激素是从雄激素的结构中分化出来的，临床上要求分化得越专一越好，这就要求运用生物检定方法，从一系列合成的衍生物中找出哪些是蛋白同化作用最强而雄激素作用最弱的化合物，从而得到疗效强而副作用弱的药物。

又如，多肽激素是一类具有很强生理活性的重要药物，目前除了从天然动植物中提取分离外，已能利用生化方法合成，但这些多肽中氨基酸的组成及其排列顺序对生理活性影响很大，可以用生物检定法进行筛选。

（三）中药研究

中药的成分复杂，其有效成分很多尚未明确，加之中药材的质量受到产地、采收季节、加工炮制等影响，因此难以用理化的方法检验，但可选择一些与其疗效相平行的药理指标作为基础，研究建立生物检定的方法，以控制其质量。

扫一扫，会总结

此外，对于中药注射剂尤其应该加强安全性检查，包括无菌检查、热原及内毒素、异常毒性、溶血与凝集检查等，以减少药害事件的发生。

目标检测

一、选择题

（一）单项选择题

1.（　　）是利用生物体包括整体动物、离体组织、器官、细胞和微生物等评估药物生物活性（包括药效和毒性）的一种方法。

A.理化性质检测法　　B.生物检定法　　C.微生物检测法

D.色谱法　　E.光谱法

2.以下不属于生物检定法的是（　　）。

A.铁盐的检查　　B.内毒素的检查　　C.无菌检查

D.微生物限度检查　　E.抗生素残留量检查

3.下列哪些药物的含量测定需要生物检定法（　　）。

A.硫酸镁口服液　　B.阿司匹林肠溶片　　C.复方硫酸软骨素滴眼液

D.肝素钠注射液　　E.布洛芬缓释胶囊

4.生物检定主要用于（　　）。

A.有合适的理化方法进行检定的药物

B.没有合适的理化方法进行检定的药物

C.药品一般杂质的检查

D.药品特殊杂质的检查

E.用理化方法能反映出临床实际疗效的药物

(二)多项选择题

1.生物检定方法可分为(　　)。

A.直接测定法　B.量反应平行线测定法　C.微生物限度检查法

D.无菌检查法　E.热原检查法

2.生物检定的任务包括(　　)。

A.一般杂质的检查　B.药品安全性的检查　C.检验方法的核对

D.神经介质、激素及其他微量生理活性物质的测定

E.效价测定

3.下列需要进行生物检定的有(　　)。

A.疫苗　B.缩宫素　C.硫酸庆大霉素

D.狂犬病疫苗　E.人血清蛋白

4.以下不属于生物药品的是(　　)。

A.细菌类疫苗　B.细胞因子　C.微生态制剂

D.微量元素　E.中药注射剂

二、简答题

1.什么是生物检定法?

2.药品生物检定的具体方法包括哪几种?

3.在什么情况下药品需要进行生物检定?

4.举例说明药品生物检定的任务有哪些。

第二章　药品生物检定技术基础知识

要掌握药品的生物检定原理和具体操作方法，就必须首先了解生物检定技术相关的基础知识。本章主要介绍生物检定用的标准物质和供试品、药品微生物检查的程序和相关操作技术，以及动物实验相关的操作技术。

第一节　生物检定用的标准物质和供试品

一、标准物质

（一）标准物质的概念

在药品检验工作中我们常常会用到一种用来检查药品质量的特殊参照物——药品标准物质（标准品或对照品），以它作为确定药品真伪的对照标准。如在抗生素微生物测定中，管碟法就是通过比较标准品与供试品两者对接种的试验菌产生抑菌圈的大小，测定供试品效价。

1.药品标准物质

有些药品的定性、定量及其在生产、供应、贮存、使用过程中所发生的变化，往往难以单纯用某些参数加以确认和控制。当没有合适的参数评定药品的质量，或者单凭一些参数不能保证药品的有效性和安全性时，就需要实物对照，这个实物就是药品标准物质。

药品标准物质是药品检验中使用的实物对照物质，具有确定特性量值，用于校准设备、评价测量方法或者给供试药品赋值的物质，包括标准品、对照品、对照药材、参考品等。在药品检验中，它是确定药品真伪优劣的对照，是控制药品质量必不可少的工具。

根据测定方法和使用对象不同，药品标准物质可分为生物标准物质和化学标准物质两大类。分别称为标准品和对照品。

2. 生物标准物质

生物标准物质是用于那些不能用化学或物理量表示强度，而只能用生物方法测定效价的品种。它是在用生物方法进行检验时，使其表示的效价或活性在不同地点、不同条件、不同操作者得出相对一致性结果的一种工具。只有当被测物质纯度高，结构清楚，用理化方法控制质量分析的条件成熟后，该品种的化学测定用标准物质才应建立，生物标准物质才因完成其使命而被停用。

（二）生物标准物质效价单位的含义与效价的表示方法

目前生物标准品的生物活性统一采用世界卫生组织通用的国际单位（IU）或单位（U）表示方法。效价单位是生物检定中表达药物效力强弱或活性物质含量的一种公认的计量单位，每种对比用的标准品都有法定的效价单位的含义，以资统一。最初用动物单位即在规定的实验条件下，把对于某种动物产生一定程度的药理反应的药量作为该药品的效价单位。如胰岛素的1个国际单位仍沿用过去“动物单位”的原始含义，定义为能使一定条件的实验家兔血糖下降到45mg/100mL血所需胰岛素的最少量。而有些则经专家协议规定一定质量作为1个效价单位，如脑神经垂体缩宫素的效价定为每0.5mg相当于1个国际单位（IU）。以上效价单位的定义，无论是用何种方法确定，凡一经确定，以后就不再变更，且原来确定单位的定义亦不再起作用，这时所谓1IU仅有生物效价上的相对意义，即供试品与标准品对于某些生物体产生相同反应时，供试品的用量就可以用相应标准品的效价单位数来标示。1IU的供试品有产生1IU标准品相同的特定生物反应的含义。

（三）标准品与对照品

标准品是指用于生物检定、抗生素或生化药品中含量测定或效价测定的标准物质，以效价单位（U）或微克（μg）表示，如硫酸链霉素标准品、胰岛素标准品等。对照品是指用于鉴别、检查、含量测定和校正检定仪器性能的标准物质，包括杂质对照品、鉴别对照品等，不包括色谱法中的内标物质，如水杨酸对照品、地高辛对照品。

《中国药典》（2020年版）凡例，标准品与对照品释义

二、供试品

供试品是供检定用的样品，可以是制剂，也可以是原料药或半成品，它的活

性组分应与标准品基本相同。按存在状态不同，供试品可分为固体供试品、半固体供试品和液体供试品等，检定时都需配制或稀释成一定浓度的供试液。各供试品所含活性成分的性质及制剂类别不同，供试液的制备方法亦各异，一般都需制备成与标准品溶液浓度相当的供试液。不同药品、不同检定方法供试液的制备要求不尽相同，详细内容见本教材。

第二节　生物检定技术的基本操作

一、药品微生物检定技术的基本程序

药品微生物检定技术是指用微生物作为测定材料的生物检定技术，如药物效价的测定（用微生物作指示菌）、药品的微生物计数（检查细菌、真菌、酵母菌等）、药品的无菌检查等，它是生物检定中应用最多、最广泛的项目之一，在药品生物检定中占有很重要的地位。

药品微生物检定的基本程序与其他检定方法一样，包括采样、检验、记录和出具检验报告。

（一）采样

药品微生物检定的采样除了与理化分析法的抽样一样，遵循随机、客观、均匀、合理的抽样原则外，还必须对抽样过程实施有效防止微生物污染的措施，以保证微生物检测结果的代表性、真实性、有效性。为此，采样应由专门的无菌采样员或微生物检验员进行具体的采样工作或实施采样的监管工作。

（二）样品检验前处理

抽检的样品要注意保持完整性和有效性。完整性是指检测样品的最小包装应完好无缺，没有任何破损和污染，可以用消毒液对其外表进行消毒处理而不会影响其内在微生物状况。有效性是指检测样品编号的唯一性和可追溯性以及样品内在的微生物能保持其原始数量与原始状态。

样品送入无菌室前应用适宜的消毒溶液对其外表进行消毒处理，在物流中（传递窗）经紫外线照射30min后进入无菌室，检验中注意及时将样品的唯一性编号转移到最小包装及传递到每一步骤的容器上（可用适宜防水笔），保证实验结果的唯一性和正确性。

（三）检验记录和检验报告

检验记录是出具检验报告书的依据，是进行科学研究和技术总结的原始资料。检验记录必须真实、完整、齐全，不得随意涂改。若需要涂改须用斜线将涂改部分划掉，并签上涂改者的名字，不得使用涂黑方式，以保证错误部分清晰可见。微生物检验的记录中应给出实验环境检测情况，包括无菌室的温度、湿度；无菌室、工作台面的浮游菌、沉降菌数、培养基、稀释液、实验用品的配制或灭菌批号；阳性对照菌的编号、名称；所用耗材的批号等，以便必要时作为对实验结果分析的依据。

检验报告书是对药品质量做出的技术鉴定，药检人员应本着严肃负责的态度，根据检验记录认真书写。检验报告应依据准确，数据无误，结论明确，文字简洁，书写清晰，格式规范。检验报告一般包括报告编号（是报告相对于样品的唯一性标识）、样品名、批号、剂型、规格、包装、数量、来源、取样方法和取样日期、检验方法与依据、检验结果和结论等。检验报告上还须有检验者、复核者和质量部门负责人的签字或盖章。

检验记录和检验报告均须由专人、专柜进行保存，按GMP要求保存期限通常是该批药品有效期后5年。

二、常用仪器

药品微生物检定常用的一些仪器由于污染微生物，需进行特殊处理。下面是一些仪器和用具的洗涤与清洁方法。

（一）玻璃仪器类

1.新购的玻璃器皿

先用肥皂水洗刷，再用自来水冲洗，然后用1%~2%的盐酸（工业用）液浸泡4h以上，除去游离碱质，再用流水冲洗，最后用蒸馏水或纯化水涮洗2~3次，待干备用。

2.用过的玻璃器皿

未被病原微生物污染的器皿可直接按常规清洗。已被病原微生物污染的器皿需经过灭菌处理后再按常规法洗涤，具体处理方法如下：

（1）试管及培养皿、培养瓶：先正放或直立于高压蒸汽灭菌器内，经121℃

灭菌30min，趁热倒出培养物，再以清水或用毛刷及肥皂水刷洗，最后以清水洗净。

（2）吸管：直立全部浸没于3%煤酚皂溶液的长筒形容器中，筒底应衬有棉或橡皮垫，以防管尖损坏。24h后，逐支用流水反复冲洗，干后包扎、灭菌，备用。

（3）载、盖玻片：分别浸泡于3%煤酚皂溶液12~24h，取出后用流水冲洗，放入3%~5%肥皂水或5%碳酸钠溶液内煮沸10~15min，待自然冷却后，再用流水冲洗，沥干后置95%乙醇中浸泡，拭干备用。

（4）注射器：用后立即在盛有2%煤酚皂溶液的容器中反复抽吸洗涤，再煮沸15min，自然冷却后取出，用肥皂水及流水洗净，用纯化水涮洗，晾干，并检查针头配套与否、通畅与否，然后再按配套的标记将注射器筒及注射器芯、针头分开包扎，灭菌备用。

（5）含油脂的器皿：应与其他器皿分开，以免污染油脂，单独高压蒸汽灭菌后趁热倒去污物，倒置于铺有粗吸水纸的铁丝管筐内，置100℃烤箱0.5h，取出后再用5%的碳酸钠溶液连续煮两次，再用肥皂水涮洗干净，最后用清水冲洗，待干备用。

（二）橡胶类物品

未污染者用自来水洗干净，再用纯化水浸泡并煮沸、晾干后包装。

污染者先用自来水煮沸15~20min或高压蒸汽灭菌后，再按照以上方法处理。

（三）金属器械

未污染者直接清洗，立即擦干。

污染者先用2%碳酸钠溶液煮沸或高压121℃灭菌20min，急用时可采取乙醇烧灼。

金属器械（包括针头）不宜干烤灭菌，更不能火焰直接烧灼，以免金属钝化，影响使用。

（四）塑料及有机玻璃器皿

除一次性用品外，凡需多次使用者，使用后浸泡在2%~3%盐酸溶液中过夜，取出除去污迹，用自来水冲洗，再用纯化水涮洗2~3次晾干。需灭菌者可用Co60照射（12000Gy），或置无菌罩内经紫外线近距离过夜照射。

三、无菌操作

无菌技术主要指在微生物检定中，控制或防止各类微生物污染及其干扰的一系列操作方法、手段、规则、程序等，其中包括无菌环境设施、无菌实验器材以及无菌操作等。

无菌技术是一个完整的操作规程体系，若其中的任何一个环节被污染，即使其他环节是无菌操作，也将完全失去意义。

（一）无菌和半无菌环境

1.无菌环境

是指人们用物理或化学的方法在某一可控空间内使悬浮粒子、浮游菌数量达到最低限度，接近“无菌”的一种空间。环境洁净度C级下局部洁净度A级的单向流空气区域内或隔离系统中即达到《中国药典》要求的这种“无菌”空间。无菌室、超净工作台、隔离系统、负压隔离系统、无菌操作柜等就是按无菌环境的要求创建的。其中隔离系统、负压隔离系统是目前现代化较安全的无菌操作装置。单向流空气区域、工作台面及环境必须定期按国家标准GB/T 16292—2010《医药工业洁净室（区）悬浮粒子测试方法》、GB/T 16293—2010《医药工业洁净室（区）浮游菌测试方法》、GB/T 16294—2010《医药工业洁净室（区）沉降菌的测试方法》进行洁净度验证。隔离系统按相关要求进行验证。

2.半无菌环境

抗生素微生物检定要求的环境是半无菌操作间。半无菌操作间要求设有紫外灯，在此基础上还应附设空气净化（空气净化级别为A~C级）及空调设备，控制室温在18~26℃，达到无菌或半无菌状态。操作台宜稳固，并保持水平。实验室内应光线明亮，并有控制温度、湿度的设备。实验室内应注意防止抗生素污染和微生物的交叉污染。

（二）无菌器材

微生物检定用的器材可分为灭菌器材和消毒器材两类。

1.灭菌器材

检定中使用的器材能灭菌处理的必须灭菌处理。如玻璃器皿、接种针、注射器、吸管、试管、培养基、稀释剂、无菌衣、口罩、称量纸等，使用前都必须经过适宜的方法灭菌处理。经灭菌处理的物品应放在适宜的储存器（包装）或洁净的环境中保存备用。

2.消毒器材

检定中用的样品、器材无法灭菌处理的，使用前必须经消毒处理。如检验样品的容器、包装材料、无菌室内的凳、试管架、天平、工作台面、工作人员的手等，可采用消毒剂浸泡或擦拭处理。

（三）无菌操作

无菌操作一般是指在无菌环境下，使用无菌制品、无菌器材对药品及其他物品进行检验或实验的过程中，防止微生物污染与干扰的一种常规操作方法。无菌操作的目的：一是保证待检样品不被环境中的微生物污染；二是防止被检样品中的微生物或阳性对照菌等污染环境或感染操作人员。因此无菌操作在一定意义上讲又是安全操作。无菌操作涉及方方面面，下面仅介绍其主要的注意事项。无菌操作包括进入无菌室前的准备、检验过程的操作、操作结束后的清场工作。

1.进入无菌室前的准备

无菌室应定期检查无菌环境的空气质量是否符合规定，进入无菌室前先开启无菌空气过滤器及紫外灯杀菌1h，操作人员进入无菌室后不再外出取物，因此要将每次实验过程中所用的物品计划好。

2.检验过程中的操作

①所有的操作应在近火焰区操作，轻拿轻放，不应大幅度快速操作；②开启菌种管或其他供试品瓶塞及安瓿之前，应用碘酒或75%乙醇棉球消毒容器外部，刻痕用的砂轮、锯刀也应消毒，截断时要防止污染；③灭菌瓶塞或试管塞落在工作台上，一般不宜再用，应另换无菌塞，或通过火焰处理后再用，但该管应做标记；接种真菌、放线菌或做孢子菌液稀释时，应在有负压的生物安全柜内操作，以防孢子散落传播。

四、培养基及配制方法

培养基是人工配制的生物营养物质，即用人工方法将多种物质按各种微生物生长繁殖的需要配制成的一种混合营养物质，用于细菌的培养、分离、鉴定、研究和保存。

（一）培养基的分类及用途

1.按物理性状划分

分为液体、流体、固体、半固体4种。常用固体培养基有平板、斜面两种。

液体培养基一般供增菌培养和生化试验。在液体培养基中加0.05%~0.07%的琼脂粉（即流体），熔化后增加培养基的黏度，降低空气中氧进入培养基的速度，有利于一般厌氧菌的生长繁殖。固体培养基一般供分离、纯化、研究菌落形态、计数及制作菌苗等。半固体培养基常用于观察微生物的生长状态、运动及生化反应。

2.按用途划分

分为基础培养基、分离培养基、选择培养基、增菌培养基、生化培养基和鉴别培养基等；或分为细菌检查用培养基、真菌检查用培养基、酵母菌检查用培养基。

基础培养基适合大多数细菌的生长，多用于细菌计数和纯培养。

增菌培养基是根据待检菌的特征和营养要求配制，专一性强，有时为防止其他菌生长，加入选择菌抑菌剂，使目的菌优势生长。

选择培养基和鉴别培养基是根据各种细菌的生化特征鉴别属种的培养基。可根据细菌在培养基上的生长情况、菌落特征、动力、产硫化氢、产酸、产气及生化反应等，进行细菌分类和鉴别属种。

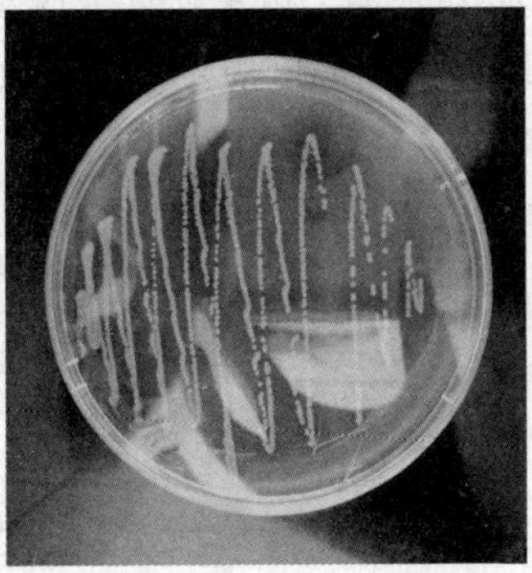

图2–1　鉴别培养基

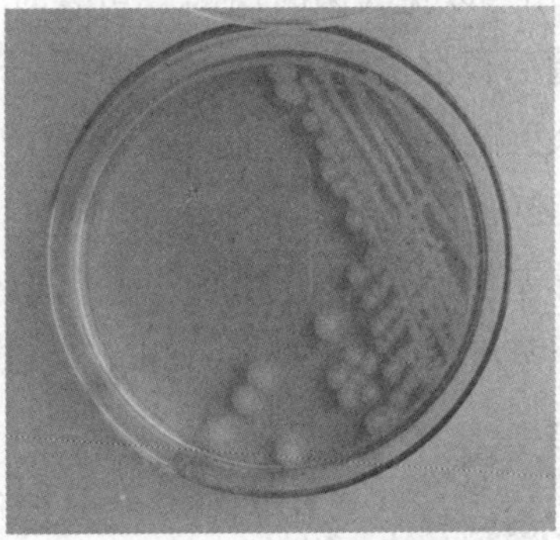

图2–2　基础培养基

（二）培养基的制备方法与注意事项

培养基的制备可按处方配制，也可使用按处方生产的符合规定的脱水培养基。化学试剂要求使用化学纯以上的规格。

1.容器要求

应使用玻璃器皿或搪瓷器皿配制，禁用金属容器，以免金属离子与培养基成分结合成有害物质，影响细菌生长。仪器使用前应洗净，用纯化水涮洗，烘干后再用。

2.校正pH

不同的培养基要求的pH不同，故培养基配制后，如与所需的pH不符，在分装灭菌前可用酸液（盐酸、硫酸等）或碱液（氢氧化钠）进行校正。干燥培养基也必须对pH进行验证，校正pH后的培养基应加热、过滤使其澄清。

3.分装

根据需要可把培养基分装于锥形瓶、试管等容器中，或倾注于平皿中、制备斜面。

（1）液体培养基：一般灭菌前根据试验需要的培养基量分装，制备菌悬液一般分装于试管，装量约为试管容积的1/3。因灭菌过程水分蒸发，若装量要求精确或灭菌后还要加入其他成分，应在灭菌后再分装于灭菌容器中。

（2）半固体培养基：一般灭菌前根据试验需要的培养基量分装于试管，装量约为试管容积的1/3。若灭菌后还要加入其他成分，应在灭菌后再分装于灭菌容器中。

（3）固体培养基：一般分装于250mL、500mL的锥形瓶中，分装量不得超过容器的2/3，以免灭菌时溢出。包装时，塞子必须塞紧，以免松动或脱落造成染菌。灭菌后根据需要倾注于平皿中，倾注时培养基的温度应不超过45℃，温度太高能杀灭微生物或使琼脂平板表面产生冷凝水。

4.灭菌

培养基配制后应在2h内灭菌，避免细菌繁殖。不同培养基灭菌方法不同，多用高压蒸汽灭菌（121℃、15min或115℃、30min）。

视频1.培养基的配制

5.储存

干燥培养基应保存于阴冷干燥处，避免培养基因热或潮湿造成含水分过高、结块、生霉，直接影响培养基的质量。制备好的培养基应保存在2~25℃、避光环境，且放置时间不宜过长，以免水分散失及染菌。需氧菌、厌氧菌培养基半个月内用完，其他培养基1个月内用完，保存于密闭容器中的培养基可在1年内使用。

五、消毒与灭菌

（一）消毒

消毒是指杀灭病原微生物的繁殖体但不能杀死全部微生物的过程。消毒的方法一般都是用化学试剂浸泡或擦拭，这些化学试剂称为消毒剂。常用的消毒剂有75%乙醇溶液、3%~5%苯酚（石炭酸）溶液、2%甲酚皂（来苏尔）溶液、0.1%苯扎溴铵（新洁尔灭）溶液、1%高锰酸钾溶液等。用于消毒的药液染菌量<100cfu，不得有致病菌；用于浸泡无菌器材的消毒液不得有菌。

（二）灭菌

灭菌是用适当的物理方法或化学方法将物品中的微生物杀灭或除去的方法。灭菌可杀灭物体中所有的微生物。物理方法是最常用的灭菌方法，如热力灭菌、气体灭菌（环氧乙烷、气态过氧化氢、甲醛、臭氧等）、辐射灭菌（紫外线、Co60）、物理阻留过滤除菌（细菌过滤器）等。下面主要介绍热力灭菌法。

1.干热灭菌法

利用热辐射及干热空气进行灭菌的方法称为干热灭菌法。常用的仪器是恒温干燥箱及干热灭菌箱。不同物品干热灭菌的温度和时间不同：①玻璃器皿、瓷器，金属等，于160~170℃持续灭菌2h，不宜超过170℃，以免包装用纸张或棉花焦化；②注射器、安瓿等器皿于180℃灭菌45min；③纸张、棉花、凡士林等，于140℃持续灭菌3h。

2.湿热灭菌法

通过热蒸汽或沸水使细菌蛋白质变性而杀灭微生物的方法称为湿热灭菌法。高压蒸汽灭菌法是彻底而迅速的灭菌法，在微生物检验室广泛使用。常用的仪器为高压蒸汽灭菌器，分为小型手提式、立式或卧式，可用于培养基、衣物、敷料、玻璃器材等的灭菌，接种及培养后的培养基也需高压蒸汽灭菌后再弃去。灭菌温度为121℃，持续15min，可达较好的灭菌效果。不能耐受121℃的含糖培养基或注射液可于115℃，持续30min或更长时间灭菌。

视频2.消毒与灭菌

灭菌器皿在灭菌前必须正确包扎，灭菌之后取出才不会被污染，只有在使用之前才能按要求拆开。

六、菌种的保存与管理

（一）菌种的保存办法

1.培养基保存法

根据所保存菌种的特殊需要，分别选用各自适宜的培养基进行保存。由于微生物在适宜的培养基、培养温度下生长良好，而在低温下则生长缓慢甚至停止，因此可通过控制保存条件延长菌种的存活期。该方法是各实验室使用普遍又简易的保存方法。这类方法需要定期传代，保存时间相对较短。

（1）琼脂斜面保存法：琼脂斜面保存是一种短期、过渡的保存方法，用新鲜斜面接种后，置最适条件下培养18~24h，置4℃冰箱保存。一般保存期为3~6个月。

（2）半固体穿刺法：将细菌穿刺接种于半固体琼脂或半固体血清琼脂内，经36℃±1℃培养18~24h后，置4℃冰箱保存。本法适用于大多数普通细菌的保存。

（3）石蜡油封存法：向培养成熟的菌种斜面上倒入一层无菌石蜡油，油面高出斜面1cm左右，置4℃冰箱保存。此法可适用于不能利用石蜡油作碳源的细菌、真菌、酵母菌等微生物的保存。保存期约1年。

2.载体干燥保存法

原理是将微生物菌体附着在某种载体上，去除菌体内的水分，使微生物处于休眠和代谢停滞状态，从而达到长期保存菌种的目的。

常用的保存载体有沙土、明胶、硅胶、滤纸、麦麸或陶器等。将培养好的菌种制成菌悬液，与载体混合均匀，用真空泵抽干后封口保存。一般保存期为1年左右，在低温下有的可以保存数年至数十年。这类保存法适合于产孢子或芽孢的微生物，如芽孢杆菌、酵母菌、放线菌和丝状真菌。

3.真空冷冻干燥保存法

原理是含水物质首先经过冷冻，然后在真空中使水分升华，物质干燥，在这种低温、干燥、缺氧的环境下，微生物的生长和代谢都暂时停止。菌种保存期一般为3~5年，有的可保存数十年，且便于运输。

该方法需要冻干机等设备，并需要保护剂。保护剂一般采用10%脱脂牛奶或血清等。保护剂的作用机制是在冷冻干燥的脱水过程中稳定细胞膜，防止细胞膜受冷冻或干燥而造成损伤。保护剂还可以起支持作用，使微生物疏松地固定在上面。真空冻干菌种比较稳定，可于室温保存，4~8℃保存效果更好。

4.低温及超低温保存法

用低温（-25℃）、超低温（-70℃以下）冰箱或液氮罐（-196~150℃）保存菌种，是适用范围最广的微生物保存法，也是目前保存菌种最理想的方法。

在低温条件下保存菌种可降低变异率和长期保持原种的性状。温度越低，保存时间越长。目前常用磁珠管保存法，置-70℃低温中，此时菌种的代谢几乎处于完全停滞状态，化学作用亦随之消失。

这种方法也需要一定的保护剂，常用的保护剂有10%甘油、10%二甲基亚砜、

10%脱脂牛奶溶液、50%甘油营养肉汤溶液。用保护剂配制菌液，无菌分装，然后置低温冰箱或液氮罐中保存。

菌种使用前需对菌种进行复苏。不同菌种采用与菌种相适应，适合其生长的复苏液。

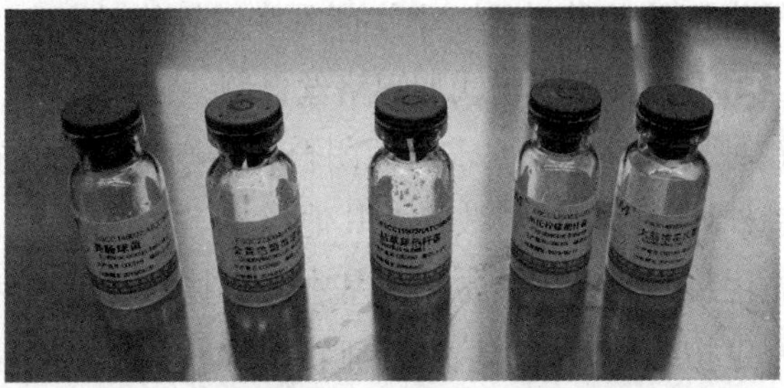

图2-3　冻干菌粉（复苏后）

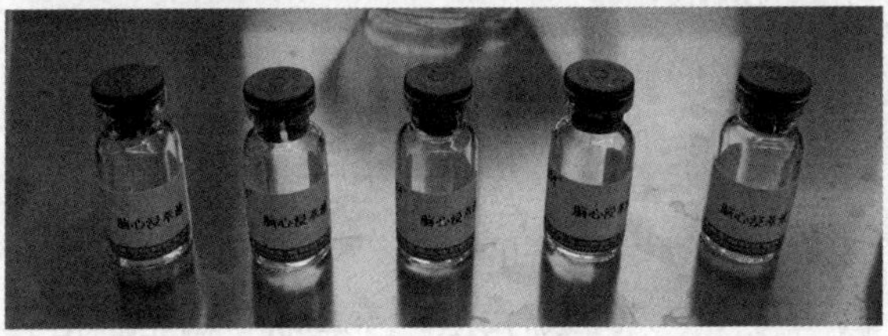

图2-4　菌种复苏液

（二）菌种的管理办法

为保证菌种的保存安全有效，必须遵守以下管理要求：

（1）应针对保存菌种选择适宜的保存办法。

（2）同一菌株应选用两种或两种以上保存方法进行保存。

（3）只能采取一种保存方法的菌株必须备份并存放于两个以上的保存设备中。

（4）菌种的保存方法参照相应的标准操作规程。

（5）菌种的入库和出库应记录入档，实行双人双锁负责制管理。

（6）高致病性病原微生物和专利菌种应由国家指定的保存机构保存。

（7）菌种保存设施应确保正常运行，设专人负责管理，定期检修维护。

（8）菌种保存设备应有备用电源，防止断电事故发生。

（9）应定期检查菌种保存效果，有污染或退化迹象时，要及时分离纯化复壮，每次检查要有记录。

（10）废弃物的处置参照GB 19489《实验室生物安全通用要求》的有关规定。

七、微生物的传代接种技术

（一）接种工具

最常用的接种工具或移植工具为接种环，接种环是将一段铂金丝安装在防锈的金属杆上制成的常用的接种工具。市售商品多以镍铬丝（或细电炉丝）为铂丝的代用品。也可以用粗塑胶铜芯电线加镍铬丝自制，简便实用。接种环供挑取菌苔或液体培养物接种用。环前端要求圆而团合，否则液体不会在环内形成菌膜。根据不同用途，接种环的顶端可以改换为其他形式。

接种技术是微生物学研究中最常用的基本操作技术。接种就是利用接种工具在无菌条件下将微生物纯种由一个培养器皿转接到另一个培养容器中，进行所需要的培养。由于打开器皿就可能引起微生物的污染，因此接种的所有操作均应在无菌条件下进行。在分离、转接及培养纯培养物时防止其被其他微生物污染的技术被称为无菌技术。它是保证微生物学研究正常进行的关键。无菌操作的目的：一是保证纯培养物不被环境中微生物污染；二是防止微生物培养物在操作过程中污染环境或感染操作人员。其要点是在火焰附近进行熟练的操作，或在无菌室、接种箱、超净工作台等无菌环境下进行操作。

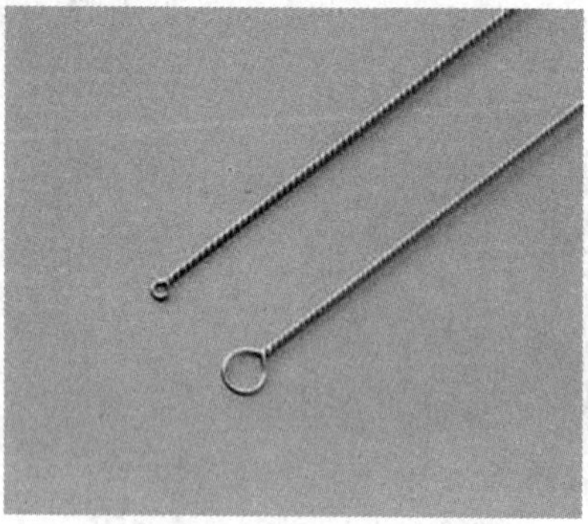

图2-5　接种环

（二）接种、传代技术

微生物每接触一次新鲜的培养基视为传了一代。

1.斜面接种法

斜面接种是从已生长好的菌种斜面上挑取少量菌种移植至另一支新鲜斜面培养基上的一种接种方法。具体操作如下：

（1）贴标签：接种前在试管上贴上标签，注明菌名、接种日期、接种人姓名等，贴在距试管口2~3cm的位置（若用记号笔标记，则不需要标签）。

（2）点燃酒精灯：酒精灯火焰周围是无菌区域，无菌操作要在此范围内进行，离火焰越远，污染的可能性越大。

（3）接种：用接种环将少许菌种移接到贴好标签的试管斜面上。操作必须按无菌操作法进行。

①手持试管，灼烧接种环。将菌种和待接斜面的两支试管用大拇指和其他四指握在左手中，使中指位于两试管之间部位。斜面面向操作者，并使它们位于水平位置。右手拿接种环（如握钢笔一样），在火焰上将环端灼烧灭菌，然后将有可能伸入试管的其余部分均灼烧灭菌，重复灼烧2~3次。

②拔取管塞。先用右手松动棉塞或塑料管盖，再用右手的无名指、小指和手掌边取下菌种管和待接试管的管塞。

③灼烧试管口。让试管口缓缓过火灭菌2~3次（切勿烧得过烫）。

④取菌。将灼烧过的接种环伸入菌种管，先使环接触没有长菌的培养基部分，使其冷却。然后轻轻蘸取少量菌体或孢子，将接种环移出菌种管，注意不要使接种环的部分碰到管壁，取出后不可使带菌接种环通过火焰。

⑤接种。在火焰旁迅速将沾有菌种的接种环伸入另一支待接斜面试管。从斜面培养基的底部向上部做"Z"形来回密集划线，切勿划破培养基。有时也可用接种针仅在斜面培养基的中央拉一条直线做斜面接种，直线接种可观察不同菌种的生长特点。

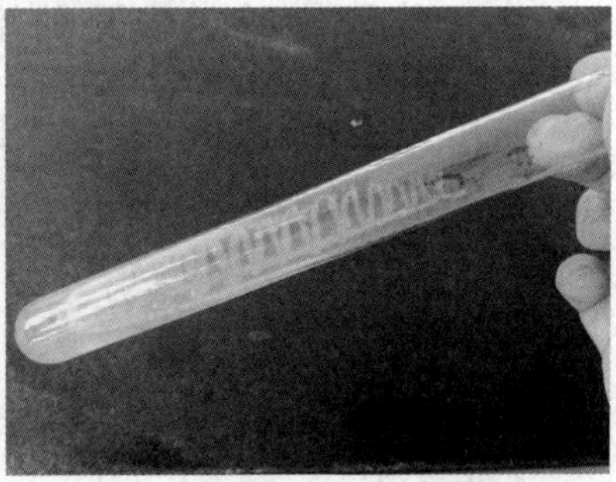
图2-6　斜面接种培养后图片

⑥灼烧管口，塞管塞。取出接种环，灼烧试管口，并在火焰旁将管塞旋上。塞管塞时，不要用试管去迎管塞，以免试管在移动时纳入不洁空气。

⑦将接种环灼烧灭菌，放下接种环，再将试管塞旋紧。

2.穿刺接种法

穿刺接种技术是一种用接种针从菌种斜面上挑取少量菌体并把它穿刺到半固体的深层培养基中的接种方法。穿刺接种是保藏菌种的一种形式，也是检查细菌运动能力的一种方法。若具有运动能力的细菌，它能沿着接种线向外运动弥散，故形成的穿刺线较粗而散，反之则细而密。

穿刺接种在接种时有两种手持操作法：一种是水平法，它类似于斜面接种法；另一种是垂直法。尽管穿刺时手持方法不同，但穿刺时所用接种针都必须挺直，接种针自培养基中心垂直地刺入培养基。穿刺时要做到手稳、动作轻巧快速，并且要将接种针穿刺到接近试管的底部，然后沿着接种线将针拔出，使穿刺线整齐。接种后塞上棉塞，再将接种针上残留的菌在火焰上烧掉。

视频3.微生物的传代接种技术

将上述接过种的试管直立于试管架上，放在37℃或28℃恒温箱中培养24~48h后，观察结果。

3.平板划线法

用接种环以无菌操作蘸取少许菌种，在无菌平板表面进行平行画线、扇形画线或其他形式的连续画线，微生物细胞数量将随画线次数的增加而减少，并逐步分散开来，如果画线适宜，微生物能一一分散，经培养后，可在平板表面得到单一菌落。

第三节 动物实验技术

一、常用实验动物及分类

常用实验动物包括小鼠、大鼠、豚鼠（又名荷兰猪）、家兔、犬、猫、小型猪、猕猴等。

（一）实验动物的遗传学分类

根据动物群的遗传基因纯合程度的不同，通常将实验动物群分为以下4类。

1.近交系

是指经过连续20代以上全同胞或亲子交配培育而成的品系。

2.远交系

又称封闭群。是指一个不从外界引入新的血缘，采用非近亲交配方式进行繁殖一定代次的实验动物生产群体。

3.突变系

是指由于遗传基因发生突变而表现具有某些特殊性状的动物，如肥胖症小鼠、糖尿病小鼠、肌肉营养障碍症小鼠、侏儒症小鼠等。不同的突变系各有特点。突变系动物因其突变多为病态，其生活力较差，对饲养管理要求严格，繁殖保种较为困难。

4.杂交群

又称异系杂交，是由不同的品系杂交所产生的后代。由两个近交系之间交配产生的动物称为杂交一代。

（二）实验动物的微生物学分类

动物体内外存在着许多微生物，其中一部分是动物生存所必需的，另一部分对动物体是有害的，而实验动物所带的一些病原体不但影响动物本身，更重要的是影响了试验的准确性。为了保证实验的准确性、可重复性，必须对实验动物所携带的微生物加以控制。根据控制范围的不同，通常将实验动物分为以下4类。

1.普通动物

又称一级动物。是微生物控制要求中最低的一个级别的动物，要求不带有动物烈性传染病和人兽共患病病原。普通动物对实验的反应性较差，实验结果不可靠，仅可供教学示范及作为预备实验用。

2.清洁动物

又称二级动物。除不带有普通动物应排除的病原体外，还不应携带对动物危害大和对科学实验干扰大的病原体。清洁动物外观健康无病，主要器官组织无病理组织学病变。这类动物适宜做短期和部分科研实验，其敏感性和重复性好。

3. SPF动物

又称三级动物。除不带有一、二级动物应排除的病原外，还应排除潜在感染或条件性致病的病原，以及对科研实验干扰大的病原。这类动物是目前国际公认的标准级别的实验动物，适合于所有级别科研实验。

4.无菌动物和悉生动物

它们属于四级动物。无菌动物是指采用当前的手段无法检出一切其他生命体；悉生动物又称已知菌动物，是将已知菌植入无菌动物体内，根据植入的种类可分为单菌动物、双菌动物、多菌动物。无菌动物和悉生动物适合于做一些特殊的科研实验，如病原研究、微生物之间关系的研究、宿主与微生物之间关系的研究、营养与代谢、抗肿瘤研究等。

二、基本操作技术

（一）动物实验前的准备

1.动物的购入

购入或领取实验动物时，实验人员应向供应部门索取所用动物相应等级的由国家主管部门所颁发的质量合格证书，以及动物的遗传背景资料、动物微生物检查资料及动物年龄和健康等方面的资料。

若是购入或领取清洁级以上实验动物，应采用带有空气过滤膜的无菌运输罐或带过滤帽的笼盒运输，并严格检查其密封状况。

动物健康检查以外观为主。主要内容包括：①皮毛：有无光泽、出血、干燥；②眼：有无眼屎、流泪、白内障、角膜损伤等；③耳：有无创伤、耳壳曲折、中耳炎等；④四肢：有无弯曲、脱臼、创伤、关节炎；⑤肛门：有无下痢、血便、脱肛等。

2.动物饲养室及饲养器具准备

饲养室面积应根据所购入动物的数量来确定。面积太小，室内氨浓度很易超过20mg/L，对所实验的动物疾病控制将产生较大的影响。

饲养器具、垫料、饲料的数量和规格应根据动物的品种、每笼收养动物数与分组情况而定。各笼箱的编号及卡片、饲喂动物所用器材，如给饵器、粪便托盘、搬运车、台秤等也应准备好。

动物饲养室的环境应根据所计划使用动物的微生物控制级别来进行准备，不同的实验动物级别应配备相应的实验条件。动物饲养室在启用前，应对设施、笼具及用具等进行彻底消毒。

（二）实验动物随机分组方法

统计学要求对照组与给药组除给药与否外，其他条件都完全相同，但事实上不可能完全做到，就是对同一种动物而言，即使品系、窝别、年龄、性别、生活条件完全一致，对药物的反应仍不可能完全一致。差异是绝对的，一致是相对的。减少差异的办法除精选实验动物（或材料）外，就是实行严格的随机原则，采用严格按照机遇的顺序进行安排，使正性和负性影响随机地分配到各组，得到平衡，而不受任何主观愿望的影响。

实验动物随机分组的方法有很多，如抽签、拈阄等形式，但最好的方法是使用随机数字表。随机数字表上所有的数字是按随机抽样原理编制的，表中任何一个数字出现在任何一个地方都是完全随机的。随机数字表使用简单，假设从某群体中要抽10个个体作为样本，那么可以先闭目用铅笔在随机数字表上定一点。假设落在第16行第17列的数字76上，那么可以向上（向下、向左、向右均可）依次找到42、22、98、14、76、52、51、86和39，把包括76在内的这10个号的个体按号作为样本，作为研究总体的依据。

（三）实验动物编号的标记方法

动物实验分组时，为使动物个体间或组间区别开来，需要进行编号与标记。标记的方法有很多，应根据不同的动物、不同的实验需要和不同的实验方法选择合适的标记方法。不论采取何种标记方法，都应遵循的基本原则是号码清楚、持久、简便、易认和适用。

1.大白鼠、小白鼠

一般采用颜料涂擦被毛的方法标记。常用的涂染化学药品是3%~5%苦味酸溶液。用毛笔或棉杆蘸此溶液，在动物体表不同部位涂上苦味酸黄色斑点，来表示不同号码。编号的原则是先左后右，从前到后。如左前腿为1，左腰部为2，左后腿为3，头部为4，背部为5，尾基部为6，右前腿为7，右腰部为8，右后腿为9。若动物编号超过10或更大数字时，可使用两种不同颜色的溶液，如把黄色定为个位数，红色定为十位数。例如在左前腿上标记红色和黄色斑点，表示为11；如头顶红色斑点，右后腿黄色斑点，则表示49号，以此类推。

小白鼠还可用剪耳法来标记号码，即在耳朵不同部位剪一小口表示一定号码。

小白鼠还有一种方法为足趾切断法来标号码，将左右前后的足趾按不同排列代表不同数字。一般习惯从左向右第一趾为1，第二趾为2，第三趾为4，第四趾为7。一并剪去第一、第二趾为3，若剪去第一、第四趾则为8号，以此类推。右脚表示个位数，左脚则表示十位数，按此法可剪成1~99号。

2.兔、豚鼠

常采用的方法有烙印法、染色法和耳孔法。

（1）烙印法：用号码烙印钳将号码烙印在兔、豚鼠的耳朵上。烙印前用乙醇棉球消毒耳朵，烙印后在烙印部位用棉球蘸上溶在乙醇里的黑墨或煤烟涂抹。

（2）染色法：染色剂同上述大白鼠、小白鼠，常用2%硝酸银溶液。方法是用毛笔蘸取硝酸银液，在动物右侧背部涂写上号码，注意涂抹硝酸银液后，需在日光下暴露10min左右才能见到清晰的咖啡色编号。

（3）耳孔法：用动物专用的打孔机在兔耳一定位置打一小孔来代表一定的号码。打孔法应注意防止孔口愈合，可使用滑石粉抹在打孔局部。

3.犬

将号码烙压在金属牌上。实验前，用铁丝穿过金属牌上的小孔，固定在犬链条上。在犬右侧背部的被毛上剪出号码。此法编号清楚、可靠，便于观察。

（四）实验动物被毛的去除方法

1.剪毛法

剪毛法是急性实验中最常用的方法。动物固定后，剪毛部位可用生理盐水予以湿润，用弯头手术剪紧贴动物皮肤，按序将被毛剪去。注意千万不能用手提起被毛剪，以免剪破皮肤。

2.拔毛法

拔毛法适用于各种动物做后肢皮下静脉注射或取血，家兔耳缘静脉注射或采血时最常用。将动物固定后，用拇指和食指将所需部位的被毛拔去。若涂上一层凡士林油，可更清晰地显示血管。

3.剃毛法

大动物慢性手术时采用。先用刷子沾湿肥皂水将需去毛的被毛充分浸润透，然后用剃毛刀顺被毛进行剃毛。若采用电动剃刀，则须逆被毛方向剃毛。

4.脱毛法

采用化学脱毛剂将动物的被毛脱去。此方法常用于大动物做无菌手术，观察动物局部血液循环或其他各种病理变化。

（五）实验动物的抓取与固定

抓取与固定动物的目的是便于操作，使其保持在安静状态下，顺利地进行各项实验。抓取与固定动物的原则是保证实验人员的安全、防止动物意外损伤，禁止对动物采取突然、粗暴的动作。

1.小白鼠的抓取与固定

在小白鼠较安静时，取走盒盖，用右手将鼠尾部抓住并提起，放在表面较粗糙的台面或笼具盖上，轻轻地用力向后拉鼠尾。当小白鼠向前挣脱时，用左手拇指和食指抓住小白鼠头颈部皮肤，使其头部不能动弹，然后将鼠体置于左手心中，翻转左手，右手拉住小白鼠尾部，将后肢拉直，再用左手无名指和小指夹紧尾巴与后肢，以掌心包住小白鼠的背部皮肤，使头、身、尾呈一条直线，即可做注射和其他操作。

需取尾血或进行尾静脉注射时，可将小白鼠装入有机玻璃、木制或金属制的小白鼠固定盒内，使其尾巴露在固定器外。目前有市售固定器。

在进行外科手术时，一般使用固定板。固定板材料可用木板、有机玻璃。在固定板前方边缘楔入1个钉子，左右两边各楔入2个钉子，消毒后即可使用。使用时，将小白鼠麻醉后，用长20~30cm的线绳分别捆住其四肢，然后将绳线系到钉子上，并在头部上颚切齿上牵一根线绳等系在前方钉子上，达到完全固定。

2.大白鼠的抓取与固定

在抓取大白鼠时要小心，可戴上纱手套。4~5周龄内大白鼠同小白鼠一样抓住尾部提起来。周龄较大的大白鼠尾部皮肤因为容易被剥脱，所以用左手从背部中央到胸部捏起来抓住。用左手抓的时候把食指放在其颈背部，拇指及其余3指放在肋部，食指和中指夹住左前肢，分开两前肢举起来，右手按住后肢固定。给受试动物给药时，用左手的拇指和食指抓住其颈背部皮肤，其余3指抓住其背部皮肤，小指和无名指夹住尾部固定。

如需进行尾静脉取血或注射时，可将大白鼠置于固定器内，使鼠尾留在外面进行操作。若要解剖或行外科手术，则将鼠固定于固定板。固定器有市售，固定板同小白鼠。

3.豚鼠的抓取与固定

抓取幼小豚鼠时，用两手捧起来；成熟豚鼠则用左手大把抓起来，用手固定。在抓的时候，把左手的食指和中指放在其颈背部的两侧，拇指和无名指放在肋部，分别用手指夹住其左右前肢抓起来。反转左手，用右手的拇指和食指夹住其主要后肢，使鼠体伸直呈一条直线。

其他方法可参考大白鼠的操作。

4.家兔的抓取和固定

家兔抓取时用一只手抓住颈背部将其皮肤提起来，另一只手托住其腰部把兔子从笼子里拿出来。移动兔子时，同时抓住将其颈部抱着运送。注意不能抓兔子的两耳将其提起来，因家兔会挣扎，易造成抓不稳而落地摔伤。

经口给药时，用手固定的方法是坐在椅子上用一只手抓住兔颈背皮肤，另一只手抓住其两后肢将其夹在大腿之间。大腿夹住兔的下半身，用空着的手抓住两前肢将兔固定。抓住颈背部的手，同时捏着两个耳朵，不让其头部活动，即可操作。

对兔做注射、采血或做热原试验时，可用市售的兔用固定器固定。

5.犬的抓取与固定

在麻醉和固定犬时，为避免犬咬伤人，可用绷带或布条将其嘴捆住，在腭下打结后，再绕到颈后部缠绕打结，以求牢固，也可用网口将犬口套住。在进行前肢静注和采血时，可将犬放在操作台上，助手一只手固定颈部，另一只手握牢前肢。麻醉后的犬可用粗棉带捆住四肢，固定于手术台两侧的木钩上进行手术操作。

（六）实验动物的麻醉方法

1.全身麻醉药

（1）乙醚：乙醚的特点是安全范围大，肌肉能完全松弛，对肝和肾的毒性较小，麻醉的诱导期和苏醒期较长。但它的不良反应是对呼吸道黏膜刺激性强，胃肠道反应率较高。

准备一玻璃缸，该缸应有一个密封性较好的盖，在缸底放入少量脱脂棉。将大白鼠、小白鼠或家兔放入缸内，将乙醚倒在棉花上，在室温下乙醚逐渐变成气体挥发，将缸内动物麻醉。动物倒下后，立即取出动物。此时动物肌肉松弛，角膜反射迟钝，皮肤痛觉消失，可以进行实验操作。

（2）戊巴比妥钠：一次给药的麻醉时间可维持2~4h。给药后对动物循环和呼吸系统无显著抑制作用。同时配制成1%~3%生理盐水溶液，在常温下置1~2个月不失效。使用剂量及方法为犬、猫、兔静脉注射30~35mg/kg，腹腔注射40~45mg/kg；鼠类腹腔或静脉注射35~50mg/kg。

2.局部麻醉药

（1）普鲁卡因：普鲁卡因为对氨苯甲酸酯。本药对皮肤和黏膜的穿透力较弱，需注射给药才能产生局麻作用。注射后1~3min内产生麻醉，可维持30~45min。它可使血管轻度舒张，容易被吸收入血而失去药效。为延长其作用时间，常在溶液中加入少量肾上腺素（每100mL加0.1%肾上腺素0.2~0.5mL），能使局麻时间延长至1~2h。常使用2%盐酸普鲁卡因，剂量依手术范围和麻醉深度而定。

（2）丁卡因（地卡因）：丁卡因的化学结构与普鲁卡因相似，局麻作用比普鲁卡因强10倍，吸收后的毒性作用也相应加强。本药能穿透黏膜，1~3min发生作用，持续60~90min。

（七）实验动物的给药方法

实验动物常用的给药方法有摄入法给药（用于消化道）和注射法给药两种方法。此外，还有涂抹法给药（用于皮肤）、吸入法给药（用于呼吸道）等。

1.摄入法给药

（1）自动口服给药：把药物放入饲料或溶于饮水中让动物自动摄取。但因动物状态和嗜好的不同，饮水和饲料的摄取量不同，不能保证给药的准确。该方法一般适用于动物疾病的防治、药物的毒性观察、某些与食物有关的人类疾病动物模型的复制等。

（2）强制灌胃给药：此法一般能准确掌握给药量。操作前，将灌胃针或管安装在注射器上，先大致测试一下从口腔至胃内的位置（最后一根肋骨后边）的长度，根据此距离估计灌胃针头插入的深度。成年动物插入食管的深度是小白鼠

3cm，大白鼠或豚鼠5cm，兔约15cm，狗约20cm。

操作时，先固定动物头部，强迫其张开口腔，将灌胃针头的前端放进动物口腔，灌胃针压在舌根部，顺着上腭部插入咽部，沿咽后壁慢慢插入食管，动物应取垂直体位。经口给药应注意动物的反应，插的时候动作不要太猛，需轻轻拿着注射器安静、认真地操作。若动物挣扎得厉害，应拔出胃管，检查动物食管是否有损伤。一般每次灌胃量为小白鼠1mL，大白鼠4~7mL，兔80~150mL，犬200~500mL。

2.注射法给药

（1）皮内注射：皮内注射是将药液注入皮肤的表皮与真皮之间的方法。此法可用于观察皮肤血管的通透性变化，或观察皮内反应，多用于接种、过敏试验等。操作时，先将动物注射部位及周围的被毛剪净，然后用乙醇棉球消毒。用左手将皮肤捏成皱襞，右手持带4号细针头的卡介苗注射器，将针头与皮肤呈30°角，让针头的横断面朝上，沿皮肤表浅层刺入皮肤内，进针一定要浅，避免进入皮下。慢慢注入药液，会感到有很大阻力。当溶液进入皮内时，可见注射部位皮肤会鼓起一小丘疹状隆起的小泡。如小泡不马上消失，说明注射操作正确。注射后需过5min再拔针。

（2）皮下注射：皮下注射较好掌握，一般取颈背、侧腹或后腿皮下。小白鼠皮下注射常在颈背部皮肤处。先用乙醇棉球消毒注射部位的皮肤，再将皮肤提起，针头取一钝角角度穿刺入皮下。活动针尖（如果刺入皮下容易活动）确认刺入皮下，方可注射。完毕后拔出针头，按压一下注射部位。一般犬、猫多在大腿外侧进行注射，豚鼠在后大腿内侧，大白鼠可在左侧下腹部。

（3）腹腔注射：给小白鼠腹腔注射时，左手抓取固定好动物，将其腹部朝上，头部略低于尾部，右手持注射器在其下腹部腹白线稍向左的位置，从下腹部朝头方向几乎平行地刺入皮肤，针头到达皮下后再向前进针3~5mm，针尖能自由活动则说明已刺到皮下，再把针竖起，使注射针与皮肤呈45°角斜刺入腹肌，进入腹腔内，针尖穿过腹肌进入腹腔后抵抗感消失；固定针头，如回血或尿液，以一定速度缓缓注入药液，其他动物腹腔注射可参考此法进行。

（4）肌内注射：动物肌内注射时，应选择肌肉发达、血管丰富的部位。注射时，先将动物固定，右手持注射器使注射器与肌肉呈60°角，一次刺入肌肉中。大白鼠、小白鼠及豚鼠可注射入大腿外侧肌肉，用5~6号针头注射。

（5）静脉注射：因为静脉注射是通过血液内给药，所以只限于液体。

①大白鼠、小白鼠尾静脉注射：一般用4号针头注射，在操作台上用专用固

定器固定动物，使其尾部露在容器外，转动尾部使其侧面朝上，用玻璃容器压住尾部；尾部侧面的静脉由于玻璃容器的重压而扩张。给药时用拇指夹住尾端部，用食指托住其尾部下方，固定动物尾部；注射前用乙醇棉球反复擦拭尾部以达到消毒和使血管扩张的目的；玻璃容器固定时由于容器的重压使血管充分扩张，如果还不行可用台灯照射尾部。选择靠近尾端扩张部位，角度为30°，对准血管中央，针尖抬起与血管平行刺入。不要拔注射器和注射针确认有无回血。确认刺入血管后，慢慢注入药液。如果针头没有完全刺入血管内，不仅注射有抵抗感，局部也会隆起。注射完后立即拔出注射针，用脱脂棉用力压注射部位，达到止血的目的。有的实验需连日反复尾静脉注射给药时，应尽可能从尾端开始，按次序向尾根部移动更换血管位置注射。

②兔耳缘静脉注射：先将兔放入固定盒内固定好，用乙醇棉球反复涂擦耳部边缘静脉，并用手指弹动兔耳，使其静脉充盈。然后用左手食指和中指夹住静脉近心端，大拇指和小指夹住耳边缘部分，以左手无名指、小指放在耳下作垫，右手持注射器尽量从静脉末端刺入，并顺血管平行方面刺入1cm，回一下血，放松对耳根处血管的压迫，推入药物。拔去针头，用棉球压住针眼，数分钟后即可。

③前肢皮下头静脉或后肢小隐静脉注射：主要用于犬、豚鼠等。给犬注射前，先将注射部位毛剪去，用碘酒和乙醇消毒皮肤，在静脉向心端处用橡皮带绑紧，使血管充血。将针头向血管旁的皮下先刺入，然后与血管平行刺入静脉，回抽针栓，如有回血，放松对静脉近端的压迫，尽量缓慢地注入药液。

（八）实验动物体液及内脏器官的采集方法

1.血液采集

（1）小白鼠、大白鼠尾静脉采血：对小白鼠、大白鼠进行尾静脉采血时，将鼠固定，用乙醇棉球对尾部消毒。待乙醇干后，从尾尖部向上数厘米处用拇指和食指抓住，与尾静脉呈直角用安全剃刀切开，注射针刺入后即拔出或用剪刀剪断鼠尾采血。采血后可用局部压迫、烧烙等方法止血。

（2）小白鼠、大白鼠眼眶静脉丛采血：左眼、右眼交替使用可以反复采血。因而此法可用于做定时定期血液检查用，一般3~7天采血部位可以修复。

用乙醚将动物浅麻醉，采血眼眶向上固定体位。泪腺区域内，用特制采血器具（内径4~5mm的玻璃管加热后拉长至10~20mm，前端外径1.4~1.8mm）向眼眶和眼球之间刺入，达到蝶骨深度，然后稍稍转动，达到一定深度血液就自动流出来了。采血后，用消毒纱布压迫眼球止血30s。

小白鼠、大白鼠还有眼球摘除法、断头法等多种采血方法，可根据所需血量进行选择。

（3）豚鼠心脏采血：豚鼠固定后，胸部用乙醇棉球消毒，用手指找出心脏搏动的位置，定位；从确定好的位置正中经左侧肋间进针，穿刺针稍倾斜刺入2cm左右；轻轻回吸注射器即有血液流出。如一次抽血量不多，豚鼠可继续饲养使用。

（4）兔耳缘静脉采血：采集少量血液可用此法。操作步骤基本同兔耳缘静脉注射方法。待耳缘静脉充血后，将靠耳尖部的血管用一针头刺破，血即由破口流出，亦可用针头插入耳缘静脉取血。取血结束后用棉球压迫止血。

（5）兔耳中央动脉采血：将兔固定，用手揉擦或用灯泡烤兔耳，由于兔耳中央动脉易发生痉挛性收缩，因此要使兔耳充分充血。在其中央有一条较粗、色较鲜红的中央动脉。在中央动脉的末端，沿着动脉平行向正方持针头刺入，即可见动脉血进入针筒。此法一次可抽15mL兔血。

也可待兔耳中央动脉充血后，在靠耳尖中央动脉分支处，用锋利的小刀轻轻切一小口，把血管切破，兔血即由血管破口处流出。取血后应注意压迫止血。

另外，还有心脏采血法、颈动脉采血法等，可根据需要采用。

2.消化液的采集

（1）胃液的采集：通过刺激，使胃液分泌增加，再用插胃管的办法抽取胃液。

（2）胆汁的采集：采集胆汁需要施行手术。将动物麻醉后仰卧于手术台上，自剑突下及正中线做3~5cm的切口，切开腹膜，暴露腹腔，将肝脏向上翻起，找出胆囊，并分离胆囊或胆总管，再用注射器抽取胆汁。

（3）胰液的采集：胰液的采集基本同胆汁的采集。操作方法是在胆总管和十二指肠交界处分离出胆总管，小心操作勿刺激胰腺，以免影响胰液分泌。分离后在靠肠端结扎，作为牵引线，用眼科剪在管壁上斜开一小口，插入准备好的胰液收集管（一般用聚乙烯塑料软管，内径2mm，长10cm，并将其拉成内径0.05mm的细管，剪成一端斜口，在粗细交界处绕3圈，用0号缝合线）于小口内，并用容器收集胰液。

3.尿液的采集

（1）代谢笼：将动物放在特制的代谢笼内饲养。动物排便时，可通过笼子底部的大、小便分离漏斗，将尿液与粪便分开，达到收集尿液的目的。

（2）压迫膀胱（强制排尿）：将动物固定，按压骶骨两侧的腰背部或轻轻压迫膀胱的体表部位使其排尿。另有输尿管插管导尿等方法，可根据实验需要而定。

4.内脏器官的采集

一般取仰卧位，先切断肩胛骨内侧和髋关节周围肌肉，使四肢摊开（仅以部分皮肤与体躯相连）。

胸腔脏器采出：用镊子夹住胸骨剑状突，剪断横膈膜与胸骨的连接，然后提起胸骨，在靠近胸椎基部剪断左右胸壁的肋骨，将整个胸壁取下，打开胸腔。

（九）实验动物的处死方法

1.脱颈椎法

脱颈椎法是啮齿类动物无痛苦处死最常用的方法。工作人员一只手的拇指、食指向下按住头部（拇指放在颈部），另一只手抓住尾根用力向后拉，使脊髓与脑髓断离，致动物无痛苦死亡。

2.物理和化学药物法

除啮齿类动物外，物理和化学药物法是其他各种实验动物常采用的方法，如空气栓塞法、放血法、断头法等。目前在非毒理学研究中常用过量麻醉法处死，即给动物吸入过量乙醚或在腹腔内注射过量非挥发性麻醉剂致动物无痛苦死亡。常用的动物处死种类及方法可根据需要选择应用。

目标检测

一、选择题

（一）单项选择题

1.供检定用的样品称（　　）。

A.供试品　　B.工作标准品　　C.国际标准品

D.国家标准品　　E.参考品

2.用于生物检定、抗生素或生化药品中含量测定或效价测定的标准物质称为（　　）。

A.对照品　　B.标准品　　C.参考品

D.供试品　　E.以上都可以

3.药品微生物检验抽样区别于理化检验的特点是（　　）。

A.防止微生物污染　　B.随机　　C.精确

D.均匀　　E.客观

4.被微生物污染了的吸管的洗涤方法是（　　）。

A.浸没于3%煤酚皂溶液24h—流水反复冲洗—纯化水涮洗—包扎灭菌

B.流水反复冲洗—浸没于3%煤酚皂溶液24h—纯化水涮洗—包扎灭菌备用

C.浸没于3%煤酚皂溶液24h—纯化水涮洗—流水反复冲洗—包扎灭菌备用

D.纯化水涮洗—浸没于3%煤酚皂溶液24h—流水反复冲洗—包扎灭菌备用

E.以上都不正确

5.制备好的一般培养基在(　　)内使用完毕。

A.半个月　　B.1个月　　C.半年

D.1年　　E.2年

6.培养基配制后应在(　　)h内灭菌，避免细菌繁殖。

A.1　　B.2　　C.3

D.4　　E.5

7.倾注时培养基的温度应不超过(　　)，以免杀灭微生物或使琼脂平板表面产生冷凝水。

A.36℃　　B.45℃　　C.50℃

D.60℃　　E.65℃

8.下面哪种药物常用于动物的全身麻醉(　　)。

A.三氯甲烷　　B.戊巴比妥钠　　C.普鲁卡因

D.利多卡因　　E.乙醇

9.实验动物局麻时常采用的药物有(　　)。

A.1%硫喷妥钠　　B.2%戊巴比妥钠　　C.盐酸氯胺酮

D.1%盐酸普鲁卡因　　E.尼可刹米

10.小鼠灌胃一次能耐受的最大容量是(　　)。

A.0.9mL　　B.0.5mL　　C.0.3mL

D.1.5mL　　E.2mL

11.大白鼠、小白鼠最常用的反复多次采血方法是(　　)。

A.眼眶静脉丛采血法　　B.尾静脉采血法　　C.断头取血法

D.心脏取血法　　E.眼球摘除采血法

(二)多项选择题

1.微生物检验记录应有(　　)。

A.无菌室的温度、湿度，无菌室、工作台面的浮游菌、沉降菌数

B.培养基、稀释液、实验用品的配制或灭菌批号

C.阳性对照菌的编号、名称

D.所用耗材的批号

E.以上都不是

2.下列属于消毒器材的是(　　)。

A.试管架　　B.板凳　　C.天平

D.试管　　E.吸管

3.下列属于消毒的是(　　)。

A.75%乙醇擦拭　　B.160℃保温2h　　C.3%~5%苯酚溶液浸泡

D.2%甲酚皂溶液浸泡　　E.140℃保温3h

4.关于培养基，下列说法错误的是(　　)。

A.配制培养基禁用金属容器

B.使用干燥(脱水)培养基不再校正pH

C.校正pH后再灭菌

D.配制好的培养基不能有沉淀，如有沉淀必须过滤

E.灭菌后再校正pH

5.下面关于灌胃给药的描述哪种是错误的(　　)。

A.是指借助器械将药物直接灌入动物胃内的方法

B.这种方法能够准确控制给药剂量

C.灌胃针头用普通注射器针头即可

D.如果操作不当容易使动物损伤或死亡

E.动物应取平卧体位

6.下面关于兔子抓取的方法哪种是不正确的(　　)。

A.家兔两耳较长，可直接抓取

B.可直接拖拉家兔的四肢

C.用手抓住家兔的腰部直接提起

D.右手抓住家兔颈部皮肤，左手托起兔子的臀部

E.以上均可

二、简答题

1.试比较消毒与灭菌的区别，分别介绍3种常用的消毒和灭菌方法。

2.简述培养基的分类。

3.简述实验动物分类。

4.简述大白鼠和家兔的抓取与固定方法。

第三章　无菌检查法

由细菌及微生物污染药品导致的药害事件使人们认识到对药品制剂进行无菌检查的重要性。无菌检查法作为药品微生物检验的最早要求，在20世纪20年代就被列为必检项目。新中国的第一部药典（1953年版）就收载了无菌检查法的项目，并且在每一版药典的修订过程中，不断修订无菌检查的范围、方法、检验量及检验材料等质控内容，使无菌检查结果更能反映无菌产品的质量。

第一节　概述

一、无菌检查法的概念和意义

（一）概念

无菌检查法系用于检查药典要求无菌的生物制品、医疗器具、原料、辅料及其他品种是否无菌的一种方法。它是根据试验的培养基中是否有微生物生长来判断样品的无菌性，液体培养基混浊一般表明样品受到微生物污染。无菌检查的项目包括需氧菌、厌氧菌及真菌检查。

（二）意义

无菌检查法的目的是保证药品的卫生质量，保证药品在临床上的使用安全。被微生物污染的药品会直接或间接地危害人类健康，一些国家曾出现过因服用或注射药品引起使用者发热、感染、致癌甚至死亡的现象。几乎全部剂型都有过受微生物污染的记录，甚至灭菌制剂也有受到污染的报道。药品的微生物污染来源之一是生产环境，因此必须按照生产工艺和产品质量的更求控制生产车间的净化级别，对于无菌制剂的生产设备和生产工艺必须进行灭菌认证。

任何药品在出厂前都要按照国家药品卫生标准进行卫生学检查。药品的卫生学检查包括药品无菌检查、微生物计数、控制菌检查。所有药品必须符合国家药品卫生标准才能出厂。

二、无菌检查法的基本原理和方法

无菌检查是利用无菌操作的方法，将被检查的药品分别加入适合需氧菌、厌氧菌和真菌生长的液体培养基中，置于适宜温度下培养一定时间后，观察有无微生物生长，以判断药品是否合格。由于该试验是通过观察培养基中是否有微生物生长来判断样品的无菌性的，从理论上来讲，污染的检出率要比实际产品的污染率低得多，因此，当供试品无菌检查符合规定时，只表明了供试品在该检验条件下未发现微生物污染，也就是说无菌检查法并不能用于保证整批产品的无菌性，但是它可以用来确定整批产品是否符合无菌要求。

三、无菌检查法的环境要求

无菌检查的环境应在隔离器系统或洁净度B级背景下的局部洁净度A级的单向流空气区域内或隔离系统中进行，其全过程应严格遵守无菌操作，防止微生物污染，防止污染的措施不得影响供试品中微生物的检出。单向流空气区、工作台面及环境应定期按《医药工业洁净室（区）悬浮粒子、浮游菌和沉降菌的测试方法》的现行国家标准进行洁净度验证。隔离系统应按相关的要求进行验证，其内部环境的洁净度须符合无菌检查的要求。日常检验需对环境进行监测。

第二节　无菌检查法的基本步骤

一、培养基

硫乙醇酸盐流体培养基主要用于厌氧菌的培养，也可用于需氧菌的培养；胰酪大豆胨液体培养基用于真菌和需氧菌的培养。

（一）培养基的制备及培养条件

培养基可按以下处方制备，也可使用按该处方生产的符合规定的脱水培养基或商品化的预制培养基。配制后应采用验证合格的灭菌程序灭菌。制备好的培养基若不即时使用，应置于无菌密闭容器中，在2~25℃、避光的环境下保存，并在经验证的保存期内使用。

1.硫乙醇酸盐流体培养基

氯化钠 2.5g　　胰酪胨 15.0g

酵母浸出粉 5.0g　　新配制的0.1%葡萄糖/无水葡萄糖 5.5g/5.0g

刃天青溶液 1.0mL　　L-胱氨酸 0.5g

琼脂 0.75g　　水 1000mL

硫乙醇酸钠 0.5g（或硫乙醇酸 0.3mL）

除葡萄糖和刃天青溶液外，取上述成分混合，微温溶解，调节pH值为弱碱性，煮沸，滤清，加入葡萄糖和刃天青溶液，摇匀，调节pH值，使灭菌后在25℃的pH值为7.1±0.2。分装至适宜的容器中，其装量与容器高度的比例应符合培养结束后培养基氧化层（粉红色）不超过培养基深度的1/2。灭菌。在供试品接种前，培养基氧化层的高度不得超过培养基深度的1/3，否则，须经100℃水浴加热至粉红色消失（不超过20min），迅速冷却，只限加热一次，并防止被污染。

除另有规定外，硫乙醇酸盐流体培养基置30~35℃下培养。

2.胰酪大豆胨液体培养基

胰酪胨 17.0g　　氯化钠 5.0g

大豆木瓜蛋白酶水解物 3.0g　　磷酸氢二钾 2.5g

葡萄糖/无水葡萄糖 2.5g/2.3g

水 1000mL

除葡萄糖外，取上述成分，混合，微温溶解，滤过，调节pH值使灭菌后在25℃的pH值为7.3±0.2，加入葡萄糖，分装，灭菌。

胰酪大豆胨液体培养基置20~25℃培养。

3.中和或灭活用培养基

按上述硫乙醇酸盐流体培养基或胰酪大豆胨液体培养基的处方及制法，在培养基灭菌前或使用前加入适宜的中和剂、灭活剂或表面活性剂，其用量同方法适用性试验。

4. 0.5%葡萄糖肉汤培养基（用于硫酸链霉素等抗生素的无菌检查）

胨 10.0g　　氯化钠 5.0g　　牛肉浸出粉 3.0g

葡萄糖 5.0g　　水 1000mL

除葡萄糖外，取上述成分混合，微温溶解，调节pH为弱碱性，煮沸，加入葡萄糖溶解后，摇匀，滤清，调节pH值使灭菌后在25℃的pH值为7.2±0.2，分装，灭菌。

5.胰酪大豆胨琼脂培养基

胰酪胨 15.0g　琼脂 15.0g　大豆木瓜蛋白酶水解物 5.0g

水 1000mL　氯化钠 5.0g

除琼脂外，取上述成分，混合，微温溶解，调节pH值使灭菌后在25℃的pH值为7.3 ± 0.2，加入琼脂，加热溶化后，摇匀，分装，灭菌。

6.沙氏葡萄糖液体培养基

动物组织胃蛋白酶水解物和胰酪胨等量混合物 10.0g

葡萄糖 20.0g　水 1000mL

除葡萄糖外，取上述成分，混合，微温溶解，调节pH值使灭菌后在25℃的pH值为5.6 ± 0.2，加入葡萄糖，摇匀，分装，灭菌。

7.沙氏葡萄糖琼脂培养基

动物组织胃蛋白酶水解物和胰酪胨等量混合物 10.0g

琼脂 15.0g　葡萄糖 40.0g

水 1000mL

除葡萄糖、琼脂外，取上述成分，混合，微温溶解，调节pH值使灭菌后在25℃的pH值为5.6 ± 0.2，加入琼脂，加热溶化后，再加入葡萄糖，摇匀，分装，灭菌。

8.马铃薯葡萄糖琼脂培养基（PDA）

马铃薯（去皮）200g　琼脂 14.0g

葡萄糖 20.0g　水 1000mL

取马铃薯，切成小块，加水1000mL，煮沸20~30min，用6~8层纱布过滤，取滤液补水至1000mL，调节pH值使灭菌后在25℃的pH值为5.6 ± 0.2，加入琼脂，加热溶化后，再加入葡萄糖，摇匀，分装，灭菌。

（二）培养基的适用性检查

无菌检查用的硫乙醇酸盐流体培养基和胰酪大豆胨液体培养基等应符合培养基的无菌性检查及灵敏度检查的要求。本检查可在供试品的无菌检查前或与供试品的无菌检查同时进行。

1.无菌性检查

每批培养基一般随机取不少于5支（瓶），置各培养基规定的温度培养14天，应无菌生长。

2.灵敏度检查

（1）菌种：培养基灵敏度检查所用的菌株传代次数不得超过5代（从菌种保

存中心获得的干燥菌种为第0代），并采用适宜的菌种保藏技术进行保存和确认，以保证试验菌株的生物学特性。

金黄色葡萄球菌［CMCC（B）26 003］

铜绿假单胞菌［CMCC（B）10 104］

枯草芽孢杆菌［CMCC（B）63 501］

生孢梭菌［CMCC（B）64 941］

白色念珠菌［CMCC（F）98 001］

黑曲霉［CMCC（F）98 003］

（2）菌液制备：接种金黄色葡萄球菌、铜绿假单胞菌、枯草芽孢杆菌的新鲜培养物至胰酪大豆胨液体培养基中或胰酪大豆胨琼脂培养基上，接种生孢梭菌的新鲜培养物至硫乙醇酸盐流体培养基中，30~35℃培养18~24h；接种白色念珠菌的新鲜培养物至沙氏葡萄糖液体培养基中或沙氏葡萄糖琼脂培养基上，20~25℃培养2~3天，上述培养物用pH7.0无菌氯化钠-蛋白胨缓冲液或0.9%无菌氯化钠溶液制成适宜浓度菌悬液。接种黑曲霉菌至沙氏葡萄糖琼脂斜面培养基或马铃薯葡萄糖琼脂培养基上，20~25℃培养5~7天或直到获得丰富的孢子，加入适量含0.05%（mL/mL）聚山梨酯80的pH7.0无菌氯化钠-蛋白胨缓冲液或含0.05%（mL/mL）聚山梨酯80的0.9%无菌氯化钠溶液，将孢子洗脱。然后，采用适宜的方法吸出孢子悬液至无菌试管内，用含0.05%（mL/mL）聚山梨酯80的pH7.0无菌氯化钠-蛋白胨缓冲液或含0.05%（mL/mL）聚山梨酯80的0.9%无菌氯化钠溶液制成适宜浓度的孢子悬液。

菌悬液若在室温下放置，一般应在2h内使用；若保存在2~8℃可在24h内使用。黑曲霉孢子悬液可保存在2~8℃，在验证过的贮存期内使用。

（3）培养基接种：取适宜装量的硫乙醇酸盐流体培养基7支，分别接种不大于100cfu的金黄色葡萄球菌、铜绿假单胞菌、生孢梭菌各2支，另1支不接种作为空白对照；取适宜装量的胰酪大豆胨液体培养基7支，分别接种不大于100cfu的枯草芽孢杆菌、白色念珠菌、黑曲霉各2支，另1支不接种作为空白对照。接种细菌的培养管培养时间不超过3天，接种真菌的培养管培养时间不得超过5天。

（4）结果判定：空白对照管应无菌生长，若加菌的培养基管均生长良好，判该培养基的灵敏度检查符合规定。

二、稀释液、冲洗液及其制备方法

稀释液、冲洗液配制后应采用验证合格的灭菌程序灭菌。

1. 0.1%无菌蛋白胨水溶液

取蛋白胨1.0g，加水1000mL，微温溶解，必要时滤过使澄清，调节pH值至7.1 ± 0.2，分装，灭菌。

2. pH7.0无菌氯化钠-蛋白胨缓冲液

取磷酸二氢钾3.56g，无水磷酸氢二钠5.77g，氯化钠4.30g，蛋白胨1.00g，加水1000mL，微温溶解，必要时滤过使澄清，分装，灭菌。

根据供试品的特性，可选用其他经验证的适宜溶液作为稀释液或冲洗液（如0.9%无菌氯化钠溶液）。

如需要，可在上述稀释液或冲洗液的灭菌前或灭菌后加入表面活性剂或中和剂等。

三、方法适用性试验

进行产品无菌检查时，应进行方法适用性试验，以确认所采用的方法适合于该产品的无菌检查。若检验程序或产品发生变化可能影响检验结果，应重新进行方法适用性试验。

方法适用性试验按“供试品的无菌检查”的规定及下列要求进行操作。对每一试验菌应逐一进行方法确认。

1. 菌种及菌液制备

金黄色葡萄球菌、枯草芽孢杆菌、生孢梭菌、白色念珠菌、黑曲霉的菌株及菌液制备同培养基灵敏度检查。大肠埃希菌［CMCC（B）44 102］的菌液制备同金黄色葡萄球菌。

2. 薄膜过滤法

按供试品的无菌检查要求，取每种培养基规定接种的供试品总量，采用薄膜过滤法过滤，冲洗，在最后一次的冲洗液中加入不大于100cfu的试验菌，过滤。加培养基至滤筒内，接种金黄色葡萄球菌、大肠埃希菌、生孢梭菌的滤筒内加硫乙醇酸盐流体培养基；接种枯草芽孢杆菌、白色念珠菌、黑曲霉的滤筒内加胰酪大豆胨液体培养基。另取一装有同体积培养基的容器，加入等量试验菌，作为对照。置规定温度培养，培养时间不得超过5天。

3. 直接接种法

取符合直接接种法培养基用量要求的硫乙醇酸盐流体培养基6管，分别接入不大于100cfu的金黄色葡萄球菌、大肠埃希菌、生孢梭菌各2管；取符合直接接种法培养基用量要求的胰酪大豆胨液体培养基6管，分别接入不大于100cfu的枯草芽孢杆菌、白色念珠菌、黑曲霉各2管。其中1管按供试品的无菌检查要求，接入每支培养基规定的供试品接种量，另1管作为对照，置规定的温度培养，培养时间不得超过5天。

4.结果判断

与对照管比较，如含供试品各容器中的试验菌均生长良好，则说明供试品的该检验量在该检验条件下无抑菌作用或其抑菌作用可以忽略不计，照此检查方法和检查条件进行供试品的无菌检查。如含供试品的任一容器中的试验菌生长微弱、缓慢或不生长，则说明供试品的该检验量在该检验条件下有抑菌作用，应采用增加冲洗量、增加培养基的用量、使用中和剂或灭活剂、更换滤膜品种等方法，消除供试品的抑菌作用，并重新进行方法适用性试验。

方法适用性试验也可与供试品的无菌检查同时进行。

四、供试品的无菌检查

无菌检查法包括薄膜过滤法和直接接种法。只要供试品性质允许，应采用薄膜过滤法。供试品无菌检查所采用的检查方法和检验条件应与方法适用性试验确认的方法相同。

无菌试验过程中，若需使用表面活性剂、灭活剂、中和剂等试剂，应证明其有效性，且对微生物无毒性。

1.检验数量

检验数量是指一次试验所用供试品最小包装容器的数量，成品每亚批均应进行无菌检查。除另有规定外，出厂产品按表3-1规定；上市产品监督检验按表3-2规定。表3-1、表3-2中最少检验数量不包括阳性对照试验的供试品用量。

表3-1 批出厂产品及生物制品的原液和半成品最少检验数量

供试品	批产量N/个	接种每种培养基的最少检验数量
小容量注射剂（≤100mL）	≤100 100<N≤500 >500	10%或4个（取较多者） 10个 2%或20个（取较少者） 20个（生物制品）
大体积注射剂（>100mL）		2%或10个（取较少者） 20个（生物制品）

续表

供试品	批产量N/个	接种每种培养基的 最少检验数量
冻干血液制品 >5mL ≤5mL	 每柜冻干≤200 每柜冻干>200 ≤100 $100<N\leqslant 500$ >500	 5个 10个 5个 10个 20个
眼用及其他非注射产品	 ≤200 >200	 5%或2个(取较多者) 10个
桶装无菌固体原料 抗生素固体原料药(≥5g)	 ≤4 $4<N\leqslant 50$ >50	 每个容器 20%或4个容器(取较多者) 2%或10个容器(取较多者) 6个容器
生物制品原液或半成品		每个容器(每个容器制品的取样量为总量的0.1%或不少于10mL,每开瓶一次,应如上法抽验)
体外用诊断制品半成品		每批(抽验量应不少于3mL)
医疗器械	 ≤100 $100<N\leqslant 500$ >500	 10%或4件(取较多者) 10件 2%或20件(取较少者)

注:若供试品每个容器内的装量不够接种两种培养基,那么表中的最少检验数量应增加相应倍数。

表3-2 上市抽验样品的最少检验数量

供试品		供试品最少检验数量(瓶或支)
	液体制剂	10
	固体制剂	10
血液制品	$V<50$mL	6
	$V\geqslant 50$mL	2
	医疗器械	10

注:1. 若供试品每个容器内的装量不够接种两种培养基,那么表中的最少检验数量应增加相应倍数。
2. 抗生素粉针剂(≥5g)及抗生素原料药(≥5g)的最少检验数量为6瓶(或支)。桶装固体原料的最少检验数量为4个包装。

2. 检验量

检验量是指供试品每个最小包装接种至每份培养基的最小量。除另有规定外,供试品检验量按表3-3规定。若每支(瓶)供试品的装量按规定足够接种两种培养基,则应分别接种硫乙醇酸盐流体培养基和胰酪大豆胨液体培养基。采用薄膜过滤法时,只要供试品特性允许,应将所有容器内的内容物全部过滤。

表3-3　供试品的最少检验量

供试品	供试品装量	每支供试品接入每种培养基的最少量
液体制剂	V<1mL 1mL≤V≤40mL 40mL<V≤100mL V>100mL	全量 半量，但不得少于1mL 20mL 10%，但不少于20mL
固体制剂	M<50mg 50mg<M<300mg 300mg≤M≤5g M>5g	全量 半量，但不得少于50mg 150mg 500mg 半量（生物制品）
生物制品的原液及半成品		半量
医疗器械	外科用敷料棉花及纱布 缝合线、一次性医用材料 带导管的一次性医疗器械（如输液袋） 其他医疗器械	取100mg或1cm×3cm 整个材料① 二分之一内表面积 整个器具①（切碎或拆散开）

①如果医疗器械体积过大，培养基用量可在2000mL以上，将其完全浸没。

3.阳性对照

应根据供试品特性选择阳性对照菌：无抑菌作用及抗革兰阳性菌为主的供试品，以金黄色葡萄球菌为对照菌；抗革兰阴性菌为主的供试品以大肠埃希菌为对照菌；抗厌氧菌的供试品，以生孢梭菌为对照菌；抗真菌的供试品，以白色念珠菌为对照菌。阳性对照试验的菌液制备同方法适用性试验，加菌量不大于100cfu，供试品用量同供试品无菌检查时每份培养基接种的样品量。阳性对照管培养不超过5天，应生长良好。

4.阴性对照

供试品无菌检查时，应取相应溶剂和稀释液、冲洗液同法操作，作为阴性对照。阴性对照不得有菌生长。

5.供试品处理及接种培养基

操作时，用适宜的方法对供试品容器表面进行彻底消毒，如果供试品容器内有一定的真空度，可用适宜的无菌器材（如带有除菌过滤器的针头）向容器内导入无菌空气，再按无菌操作启开容器取出内容物。

除另有规定外，按下列方法进行供试品处理及接种培养基。

（1）薄膜过滤法：薄膜过滤法一般应采用封闭式薄膜过滤器，根据供试品及其溶剂的特性选择滤膜材质。无菌检查用的滤膜孔径应不大于0.45μm。滤膜直径约为50mm，若使用其他尺寸的滤膜，应对稀释液和冲洗液体积进行调整，并重新验证。使用时，应保证滤膜在过滤前后的完整性。

水溶性供试液过滤前，一般应先将少量的冲洗液过滤，以润湿滤膜。油类供试品，其滤膜和过滤器在使用前应充分干燥。为发挥滤膜的最大过滤效率，应注意保持供试品溶液及冲洗液覆盖整个滤膜表面。供试液经薄膜过滤后，若需要用冲洗液冲洗滤膜，每张滤膜每次冲洗量一般为100mL，总冲洗量一般不超过500mL，最高不得超过1000mL，以避免滤膜上的微生物受损伤。

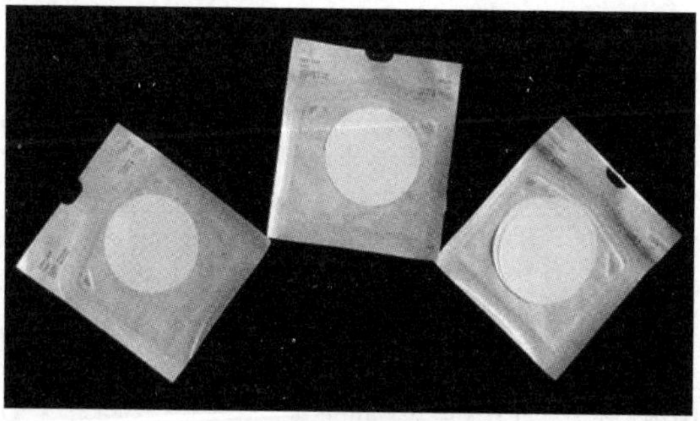

图3-1　滤膜

①水溶性液体供试品：取规定量，直接过滤，或混合至含不少于100mL适宜稀释液的无菌容器中，混匀，立即过滤。如供试品具有抑菌作用，须用冲洗液冲洗滤膜，冲洗次数一般不少于3次，所用的冲洗量、冲洗方法同方法适用性试验。除生物制品外，一般样品冲洗后，1份滤器中加入100mL硫乙醇酸盐流体培养基，1份滤器中加入100mL胰酪大豆胨液体培养基。生物制品样品冲洗后，2份滤器中加入100mL硫乙醇酸盐流体培养基，1份滤器中加入100mL胰酪大豆胨液体培养基。

②水溶性固体和半固体供试品：取规定量，加适宜的稀释液溶解或按标签说明复溶，然后按照水溶性液体供试品项下的方法操作。

③非水溶性供试品：取规定量，直接过滤；或混合溶于适量含聚山梨酯80或其他适宜乳化剂的稀释液中，充分混合，立即过滤。用含0.1%~1%聚山梨酯80的冲洗液冲洗滤膜至少3次。加入含或不含聚山梨酯80的培养基。接种培养基按照水溶性液体供试品项下的方法操作。

④可溶于十四烷酸异丙酯的膏剂和黏性油剂供试品：取规定量，混合至适量的无菌十四烷酸异丙酯中，剧烈振摇，使供试品充分溶解，如果需要可适当加热，加热温度一般不超过40℃，最高不得超过44℃，趁热迅速过滤。对仍然无法过滤的供试品，于含有适量的无菌十四烷酸异丙酯中的供试液中加入不少于100mL的适宜稀释液，充分振摇萃取，静置，取下层水相作为供试液过滤。过滤

后滤膜冲洗及接种培养基按照非水溶性制剂供试品项下的方法操作。

⑤无菌气雾剂供试品：取规定量，采用专用设备将供试品转移至封闭式薄膜过滤器中。或将各容器置-20℃或其他适宜温度冷冻约1h，取出，迅速消毒供试品开启部位或阀门，正置容器，用无菌钢锥或针样设备以无菌操作迅速在与容器阀门结构相匹配的适宜位置钻一小孔，不同容器钻孔大小和深度应保持基本一致，钻孔后应无明显抛射剂抛出，轻轻转动容器，使抛射剂缓缓释出，释放抛射剂后再无菌开启容器，并将供试液转移至无菌容器中混合，必要时用冲洗液冲洗容器内壁。供试品亦可采用其他适宜的方法取出。然后按照水溶性液体供试品或非水溶性供试品项下的方法操作。

⑥装有药物的注射器供试品：取规定量，将注射器中的内容物（若需要可吸入稀释液或标签所示的溶剂溶解）直接过滤，或混合至含适宜稀释液的无菌容器中，然后按照水溶性液体或非水溶性供试品项下方法操作。同时应采用适宜的方法对包装中所配带的针头等要求无菌的部件进行无菌检查。

⑦具有导管的医疗器械（输血、输液袋等）供试品：除另有规定外，取规定量，每个最小包装用适量的（通常50~100mL）冲洗液分别冲洗内壁，收集冲洗液于无菌容器中，然后按照水溶性液体供试品项下方法操作。同时应采用适宜的方法对包装中所配带的针头等要求无菌的部件进行无菌检查。

（2）直接接种法：直接接种法适用于无法用薄膜过滤法进行无菌检查的供试品，即取规定量供试品分别等量接种至硫乙醇酸盐流体培养基和胰酪大豆胨液体培养基中。除生物制品外，一般样品无菌检查时两种培养基接种的瓶或支数相等；生物制品无菌检查时硫乙醇酸盐流体培养基和胰酪大豆胨液体培养基接种的瓶或支数为2∶1。除另有规定外，每个容器中培养基的用量应符合接种的供试品体积不得大于培养基体积的10%，同时，硫乙醇酸盐流体培养基每管装量不少于15mL，胰酪大豆胨液体培养基每管装量不少于10mL。供试品检查时，培养基的用量和高度同方法适用性试验。

①混悬液等非澄清水溶性液体供试品：取规定量，等量接种至各管培养基中。

②固体供试品：取规定量，直接等量接种至各管培养基中，或加入适宜的溶剂溶解，或按标签说明复溶，取规定量等量接种至各管培养基中。

③非水溶性供试品：取规定量，混合，加入适量的聚山梨酯80或其他适宜的乳化剂及稀释剂使其乳化，等量接种至各管培养基中，或直接等量接种至含聚山梨酯80或其他适宜乳化剂的各管培养基中。

④敷料供试品：取规定数量，以无菌操作拆开每个包装，于不同部位剪取约100mg或1cm × 3cm的供试品，等量接种于各管足以浸没供试品的适量培养基中。

⑤肠线、缝合线等供试品：肠线、缝合线及其他一次性使用的医用材料按规定量取最小包装，无菌拆开包装，等量接种于各管足以浸没供试品的适量培养基中。

⑥灭菌医用器械供试品：除另有规定外，取规定量，必要时应将其拆散或切成小碎段，等量接种于各管足以浸没供试品的适量培养基中。

⑦放射性药品：取供试品1瓶（支），等量接种于装量为7.5mL的硫乙醇酸盐流体培养基和胰酪大豆胨液体培养基中，每管接种量为0.2mL。

6. 培养及观察

将上述接种供试品后的培养基容器分别按各培养基规定的温度培养不少于14天；接种生物制品的硫乙醇酸盐流体培养基的容器应分成两等份，一份置30~35℃下培养，一份置20~25℃下培养。培养期间应定期观察并记录是否有菌生长。如在加入供试品后或在培养过程中，培养基出现混浊，培养14天后，不能从外观上判断有无微生物生长，可取该培养液不少于1mL转种至同种新鲜培养基中，将原始培养物和新接种的培养基继续培养不少于4天，观察接种的同种新鲜培养基是否再出现混浊；或取培养液涂片，染色，镜检，判断是否有菌。

五、结果判断

若供试品管均澄清，或虽显混浊但经确证无菌生长，判供试品符合规定；若供试品管中任何一管显混浊并确证有菌生长，判供试品不符合规定，除非能充分证明试验结果无效，即生长的微生物非供试品所含。只有符合下列至少一个条件时方可认为试验无效。

（1）无菌检查试验所用的设备及环境的微生物监控结果不符合无菌检查法的要求。

（2）回顾无菌试验过程，发现有可能引起微生物污染的因素。

（3）在阴性对照中观察到微生物生长。

（4）供试品管中生长的微生物经鉴定后，确证是因无菌试验中所使用的物品和（或）无菌操作技术不当引起的。

视频4. 无菌检查法（薄膜过滤法）

试验若经评估确认无效后，应重试。重试时，重新取同量供试品，依法检查，若无菌生长，判供试品符合规定；若有菌生长，判供试品不符合规定。

目标检测

一、选择题

（一）单项选择题

1.下列哪类药物不需要进行无菌检查（　　）。

A.注射剂　　B.大面积烧伤创面外用制剂　　C.眼科创伤用药

D.口服药物　　E.植入剂

2.（　　）培养基可用于培养真菌。

A.营养琼脂培养基　　B.硫乙醇酸盐流体培养基　　C.胰酪大豆胨液体培养基

D.葡萄糖肉汤培养基　　E.胆盐乳糖培养基

3.培养基的无菌性检查时，每批培养基随机抽取不少于（　　）支/瓶。

A. 10　　B. 5　　C. 3

D. 15　　E. 2

4.无菌检查应在环境洁净度（　　）级下的局部洁净度（　　）级的单向流空气区域内或隔离系统中进行。

A. A　　B. B　　C. C

D. D　　E. E

5.注射剂批产量大于500支时，最少抽验量为（　　）。

A. 10　　B. 50　　C. 5

D. 15　　E. 20

6.无菌检查法中薄膜过滤法的滤膜孔径应不大于（　　）μm。

A. 0.15　　B. 0.22　　C. 0.8

D. 0.45　　E. 0.5

7.直接接种法进行供试品无菌检查时，应培养（　　）天。

A. 10　　B. 7　　C. 14

D. 28　　E. 2

8.体积为20~50mL的液体制剂接种量为（　　）。

A.全量　　B.半量　　C. 2mL

D. 5mL　　E. 10mL

9.培养基灵敏度检查所用的菌株传代次数不得超过（　　）代。

A. 1　　B. 2　　C. 3

D. 4　　E. 5

10. 作为无菌检查用的稀释剂是（　　）。

A. 1%无菌蛋白胨水溶液　B. 0.9%无菌氯化钠溶液　C. 95%乙醇溶液

D. 3%过氧化氢溶液　E. 5%葡萄糖溶液

（二）多项选择题

1. 当符合下列哪些条件时可判无菌检查试验结果无效（　　）。

A. 无菌检查试验所用的设备及环境的微生物监控结果不符合无菌检查法的要求

B. 回顾无菌试验过程，发现有可能引起微生物污染的因素

C. 供试品管中生长的微生物经鉴定后，确证是因无菌试验中所使用的物品不当引起的

D. 阴性对照管有菌生长的

E. 供试品管中生长的微生物由无菌操作技术不当引起

2. 培养基的适用性检查包括（　　）。

A. 无菌性检查　B. 灵敏度检查　C. 选择性检查

D. 特异性检查　E. 方法学检查

3. 培养需氧菌可采用（　　）。

A. 硫乙醇酸盐流体培养基　B. 改良马丁培养基　C. 营养琼脂培养基

D. 胰酪大豆胨液体培养基　E. 玫瑰红钠培养基

二、简答题

1. 简述薄膜过滤法进行药品无菌检查的过程。

2. 无菌检查法对培养基有何特殊要求？

3. 无菌检查法在控制药品安全性方面有何重要意义？

三、实例分析

某大型制药企业生产规格为100mL：0.9%氯化钠注射液，用薄膜过滤法做无菌检查，每批生产5万支，请问：

1. 每支样品接入每管培养基的最少样品量（mL）是多少？

2. 最少检验数量是多少？

3. 需要用到哪几种培养基？

实训项目一　注射剂的无菌检查

【实训目的】

1.掌握常用注射剂的无菌检验及其结果判断与分析。

2.熟悉无菌制剂进行无菌检验的几种常用培养基。

【试验原理】

无菌检查是利用无菌操作的方法，将被检查的药品分别加入适合需氧菌、厌氧菌和真菌生长的液体培养基中，置于适宜温度下培养一定时间后，观察有无微生物生长，以判断药品是否合格。无菌制剂（包括注射剂）都应按药典规定经过严格的无菌检验，证明均无菌生长才算合格。具体方法按2020年版《中国药典》四部（附录）规定严格执行。

无菌检查操作过程包括培养基的制备、培养基的适用性检查（无菌检查和灵敏度检查）、稀释液和冲洗液的制备、方法验证试验、取样、供试品无菌检查。供试品无菌检查的方法有薄膜过滤法和直接接种法两种。只要供试品性状允许，应采用薄膜过滤法，供试品无菌检查采用的检验方法和检验条件应与验证的方法相同。本试验采用薄膜过滤法进行无菌检查。

【实训内容】

（一）材料

1.菌种

从国家药品检定机构购买。

金黄色葡萄球菌［CMCC（B）26 003］

铜绿假单胞菌［CMCC（B）10 104］

枯草芽孢杆菌［CMCC（B）63 501］

生孢梭菌［CMCC（B）64 941］

白色念珠菌［CMCC（F）98 001］

黑曲霉［CMCC（F）98 003］

2.培养基

需氧菌和厌氧菌培养基（硫乙醇酸盐液体培养基）、真菌培养基（胰酪大豆胨液体培养基）。

3.供试品

0.9%氯化钠注射液。

4.其他

小砂轮、碘酒、乙醇、棉签等。

（二）方法

1.培养基的适用性检查

（1）无菌性检查：每批培养基随机抽取不少于5支（瓶），培养14天，应无菌生长。

（2）灵敏度检查

①菌液的制备：接种金黄色葡萄球菌、铜绿假单胞菌、枯草芽孢杆菌的新鲜培养物至胰酪大豆胨液体培养基中或胰酪大豆胨琼脂培养基上，接种生孢梭菌的新鲜培养物至硫乙醇酸盐流体培养基中，30~35℃培养18~24h；接种白色念珠菌的新鲜培养物至沙氏葡萄糖液体培养基中或沙氏葡萄糖琼脂培养基上，20~25℃培养2~3天，上述培养物用pH7.0无菌氯化钠-蛋白胨缓冲液或0.9%无菌氯化钠溶液制成适宜浓度菌悬液。接种黑曲霉至沙氏葡萄糖琼脂斜面培养基或马铃薯葡萄糖琼脂培养基上，20~25℃培养5~7天或直到获得丰富的孢子，加入适量含0.05%（mL/mL）聚山梨酯80的pH7.0无菌氯化钠-蛋白胨缓冲液或含0.05%（mL/mL）聚山梨酯80的0.9%无菌氯化钠溶液，将孢子洗脱。然后，采用适宜的方法吸出孢子悬液至无菌试管内，用含0.05%（mL/mL）聚山梨酯80的pH7.0无菌氯化钠-蛋白胨缓冲液或含0.05%（mL/mL）聚山梨酯80的0.9%无菌氯化钠溶液制成适宜浓度的孢子悬液。

菌悬液若在室温下放置，一般应在2h内使用；若保存在2~8℃可在24h内使用。黑曲霉孢子悬液可保存在2~8℃，在验证过的贮存期内使用。

②培养基接种：取适宜装量的硫乙醇酸盐流体培养基7支，分别接种不大于100cfu的金黄色葡萄球菌、铜绿假单胞菌、生孢梭菌各2支，另1支不接种作为空白对照；取适宜装量的胰酪大豆胨液体培养基7支，分别接种不大于100cfu的枯草芽孢杆菌、白色念珠菌、黑曲霉各2支，另1支不接种作为空白对照。接种细菌的培养管培养时间不超过3天，接种真菌的培养管培养时间不得超过5天。

③结果判断：空白对照管应无菌生长，若加菌的培养基管均生长良好，判定该培养基的灵敏度检查符合规定。

2.方法验证试验

（1）菌种及菌液制备：除大肠埃希菌外，金黄色葡萄球菌、枯草芽孢杆菌、生孢梭菌、白色念珠菌、黑曲霉同培养基灵敏度检查。大肠埃希菌的菌液制备同金黄色葡萄球菌。

（2）取每种培养基规定接种的供试品总量按薄膜过滤法过滤，冲洗，在最后一次的冲洗液中加入小于100cfu的试验菌，过滤。取出滤膜接种至硫乙醇酸盐流体培养基或胰酪大豆胨液体培养基中，或将培养基加至滤筒内。另取一装有同体积培养基的容器，加入等量试验菌，作为对照。置规定温度培养3~5天。各试验菌同法操作。

3.供试品的检验数量和接种量

按表3-1~表3-3的规定执行。

4.操作方法

取规定量，直接过滤，或混合至含适量稀释液的无菌容器内，混匀，立即过滤。分别将100mL硫乙醇酸盐流体培养基及胰酪大豆胨液体培养基加入相应的滤筒内；如采用一般薄膜过滤器，取出滤膜，将其分成3等份，分别置于含50mL硫乙醇酸盐流体培养基及胰酪大豆胨液体培养基的容器中，其中1份作为阳性对照用。

无菌检查记录：大容量注射剂及包材　　　　无菌检查记录：小容量注射剂

【实训注意】

（1）无菌检查法应用于各种注射剂、眼用及创伤用制剂、植入剂、可吸收的止血剂、外科用敷料、器材等。上述各类制剂必须进行严格的无菌检查，应不得检出细菌、放线菌、真菌及酵母菌等活菌。

（2）所有阳性菌的操作均不得在无菌区域进行，以防止交叉污染。

（3）无菌检查用培养基应每批进行灵敏度检查，合格后方可使用。

（4）培养基应进行适用性检查，包括灵敏度和无菌性检查两项。

（5）无菌检查所用的菌株应符合相关规定，并应采用适宜的菌种保存技术进行保存，以保证试验菌株的生物学特性。

（6）当建立药品的无菌检查法时，应进行方法学的验证，以证明所采用的方法适合于该药品的无菌检查。若药品的组分或原检验条件发生改变时，检查方法应重新验证。

（7）供试品的抽验数量和接种量应符合规定（表3-1~表3-3）。

（8）应正确判断检查结果（符合规定、不符合规定或无效需重试）。

【实训检测】

1.举例说明哪些药物制剂需要做无菌检验？出现怎样的实验结果可判断该供试品为无菌检验合格的药物制剂？

2.在上述实验中，为何要设阳性和阴性对照？若阳性对照出现了阴性结果，请分析其产生原因，又该如何处理？

第四章　非无菌产品微生物限度检查：微生物计数法

药品微生物限度检查标准是国家对药品生产的法规，对药品生产企业、医院制剂部门的文明生产、现代化管理及保证药品的卫生质量，保证人民的健康起着重要的促进作用。因此，根据微生物限度检查标准，药品在出厂前均应进行微生物限度检查，它是保证药物药剂质量的重要措施之一。

对于非规定灭菌制剂（如片剂、丸剂、散剂、水剂、冲服剂及原辅料等），必须限制微生物的数量在一定范围内，并保证不含有特定的控制菌（致病菌），否则将直接影响药品的质量和人民的健康。2020年版《中国药典》规定，药品微生物限度检查包括能在有氧条件下生长的嗜温细菌、真菌的计数，控制菌（耐胆盐革兰阴性菌、大肠埃希菌、沙门菌、铜绿假单胞菌、金黄色葡球菌、梭菌、白色念珠菌）的检查。本章讲解能在有氧条件下生长的嗜温细菌、真菌的计数，即微生物计数法。

第一节　概述

一、微生物计数法的概念和意义

微生物计数法系检查非规定灭菌制剂及其原料、辅料受微生物污染程度的方法。检查项目包括能在有氧条件下生长的嗜温细菌、真菌检查。

药品是治病防病、关系患者生命健康的特殊商品，为保证药品质量，必须对微生物污染进行必要的控制和检验。微生物计数的意义在于：

1.保证药品质量

已有许多实例表明，药品污染微生物不仅危及患者用药安全，而且也间接影响药品的有效性，所以药品的微生物计数检查是药品质量不可分割的一部分，药品在出厂前均应进行微生物计数检查，以保证药品的质量。

2.评价药品卫生质量的重要指标之一

药品中污染的微生物越多，则反映药品的卫生质量越差，其受致病菌污染的可能性就越大。因此微生物计数检查已被作为药品生产企业管理和安全性评价（包括人员素质、设备、工艺、生产、原辅料、储藏等）的重要手段和依据之一。

二、微生物计数法的内容

根据药品使用要求，把药品划分为两大类：第一类是规定灭菌药品，包括注射剂和输液剂，及体腔、严重烧伤、溃疡、出血及眼科用药等制剂；第二类是非规定灭菌药剂，包括常用口服制剂与一般外用制剂，对这一部分一般不要求绝对无菌，但必须控制微生物的数量在一定的范围内。

当本法用于检查非无菌制剂及其原、辅料等是否符合规定的微生物限度标准时，应按下述规定进行检验，包括样品的取样量和结果的判断等。除另有规定外，本法不适用于活菌制剂的检查。

如供试品有抗菌活性，应尽可能去除或中和。供试品检查时，若使用了中和剂或灭活剂，应确认其有效性及对微生物无毒性。

供试液制备时如果使用了表面活性剂，应确认其对微生物无毒性以及与所使用中和剂或灭活剂的相容性。

三、微生物计数法的环境要求

微生物计数检查应在洁净度为不低于D级背景下的生物安全柜或B级洁净区域内进行。检验全过程必须严格遵守无菌操作，防止再污染，防止污染的措施不得影响供试品中微生物的检出。洁净空气区域、工作台面及环境应定期按《医药工业洁净室（区）悬浮粒子、浮游菌和沉降菌的测试方法》的现行国家标准进行洁净度验证。

除另有规定外，本检查法中细菌及控制菌培养温度为30~35℃；真菌、酵母菌培养温度为20~25℃。

第二节　微生物计数法

一、计数方法

计数方法包括：平皿法、薄膜过滤法、最可能数法（以下简称MPN法）。

MPN法用于微生物计数时精确度较差，但对于某些微生物污染量很小的供试品，MPN法可能是更适合的方法。

供试品检查时，应根据供试品理化特性和微生物限度标准等因素选择计数方法，检测的样品量应能保证所获得的试验结果能够判断供试品是否符合规定。所选方法的适用性须经确认。

二、计数培养基适用性检查

供试品微生物计数中所使用的培养基应进行适用性检查。

1.菌种及菌液制备

（1）菌种试验用菌株的传代次数不得超过5代（从菌种保藏中心获得的干燥菌种为第0代），并采用适宜的菌种保藏技术进行保存，以保证试验菌株的生物学特性。计数培养基适用性检查和计数方法适用性试验用菌株见表4-1。

（2）菌液制备：按表4-1规定程序培养各试验菌株。取金黄色葡萄球菌、铜绿假单胞菌、枯草芽孢杆菌、白色念珠菌的新鲜培养物，用pH7.0无菌氯化钠-蛋白胨缓冲液或0.9%无菌氯化钠溶液制成适宜浓度的菌悬液；取黑曲霉的新鲜培养物加入适量含0.05%（mL/mL）聚山梨酯80的pH7.0无菌氯化钠-蛋白胨缓冲液或含0.05%（mL/mL）聚山梨酯80的0.9%无菌氯化钠溶液，将孢子洗脱。然后，采用适宜的方法吸出孢子悬液至无菌试管内，用含0.05%（mL/mL）聚山梨酯80的pH7.0无菌氯化钠-蛋白胨缓冲液或含0.05%（mL/mL）聚山梨酯80的0.9%无菌氯化钠溶液制成适宜浓度的黑曲霉孢子悬液。

菌液制备后若在室温下放置，应在2h内使用；若保存在2~8℃，可在24h内使用。黑曲霉孢子悬液可保存在2~8℃，在验证过的贮存期内使用。

表4-1　试验菌液的制备和使用

试验菌株	试验菌液的制备	计数培养基适用性检查		计数方法适用性试验	
		需氧菌总数计数	霉菌和酵母菌总数计数	需氧菌总数计数	霉菌和酵母菌总数计数
金黄色葡萄球菌CMCC（B）26 003	胰酪大豆胨琼脂培养基或胰酪大豆胨液体培养基，培养温度30~35℃，培养时间18~24h	胰酪大豆胨琼脂培养基和胰酪大豆胨液体培养基，培养温度30~35℃，培养时间不超过3天，接种量不大于100cfu		胰酪大豆胨琼脂培养基和胰酪大豆胨液体培养基（MPN法），培养温度30~35℃，培养时间不超过3天，接种量不大于100cfu	

续表

试验菌株	试验菌液的制备	计数培养基适用性检查		计数方法适用性试验	
		需氧菌总数计数	霉菌和酵母菌总数计数	需氧菌总数计数	霉菌和酵母菌总数计数
铜绿假单胞菌 CMCC（B）10104	胰酪大豆胨琼脂培养基或胰酪大豆胨液体培养基，培养温度30~35℃，培养时间18~24h	胰酪大豆胨琼脂培养基和胰酪大豆胨液体培养基，培养温度30~35℃，培养时间不超过3天，接种量不大于100cfu		胰酪大豆胨琼脂培养基和胰酪大豆胨液体培养基（MPN法），培养温度30~35℃，培养时间不超过3天，接种量不大于100cfu	
枯草芽孢杆菌 CMCC（B）63501	胰酪大豆胨琼脂培养基或胰酪大豆胨液体培养基，培养温度30~35℃，培养时间18~24h	胰酪大豆胨琼脂培养基和胰酪大豆胨液体培养基，培养温度30~35℃，培养时间不超过3天，接种量不大于100cfu		胰酪大豆胨琼脂培养基和胰酪大豆胨液体培养基（MPN法），培养温度30~35℃，培养时间不超过3天，接种量不大于100cfu	
白色念珠菌 CMCC（F）98001	沙氏葡萄糖琼脂培养基或沙氏葡萄液体培养基，培养温度20~25℃，培养时间2~3天	胰酪大豆胨琼脂培养基，培养温度30~35℃，培养时间不超过5天，接种量不大于100cfu	沙氏葡萄糖琼脂培养基，培养温度20~25℃，培养时间不超过5天，接种量不大于100cfu	胰酪大豆胨琼脂培养基（MPN法不适用），培养温度30~35℃，培养时间不超过5天，接种量不大于100cfu	沙氏葡萄糖琼脂培养基，培养温度20~25℃，培养时间不超过5天，接种量不大于100cfu
黑曲霉 CMCC（F）98003	沙氏葡萄糖琼脂培养基或马铃薯葡萄琼脂培养基，培养温度20~25℃，培养时间5~7天或直到获得丰富的孢子	胰酪大豆胨琼脂培养基，培养温度30~35℃，培养时间不超过5天，接种量不大于100cfu	沙氏葡萄糖琼脂培养基，培养温度20~25℃，培养时间不超过5天，接种量不大于100cfu	胰酪大豆胨琼脂培养基（MPN法不适用），培养温度30~35℃，培养时间不超过5天，接种量不大于100cfu	沙氏葡萄糖琼脂培养基，培养温度20~25℃，培养时间不超过5天，接种量不大于100cfu

注：当需用玫瑰红钠琼脂培养基测定霉菌和酵母菌总数时，应进行培养基适用性检查，检查方法同沙氏葡萄糖琼脂培养基。

2.阴性对照

为确认试验条件是否符合要求，应进行阴性对照试验，阴性对照试验应无菌生长。如阴性对照有菌生长，应进行偏差调查。

3.培养基适用性检查

微生物计数用的商品化的预制培养基、由脱水培养基或按处方配制的培养基均应进行培养基适用性检查。

按表4-1规定，接种不大于100cfu的菌液至胰酪大豆胨液体培养基管或胰酪大豆胨琼脂培养基平板或沙氏葡萄糖琼脂培养基平板，置表4-1规定条件下培养。每一试验菌株平行制备2管或2个平板。同时，用相应的对照培养基替代被检培养基进行上述试验。

被检固体培养基上的菌落平均数与对照培养基上的菌落平均数的比值应在0.5~2范围内，且菌落形态大小应与对照培养基上的菌落一致；被检液体培养基管与对照培养基管比较，试验菌应生长良好。

三、计数方法适用性试验

供试品的微生物计数方法应进行方法适用性试验，以确认所采用的方法适合于该产品的微生物计数。若检验程序或产品发生变化可能影响检验结果时，计数方法应重新进行适用性试验。

1.供试液制备

根据供试品的理化特性与生物学特性，采取适宜的方法制备供试液。供试液制备若需加温时，应均匀加热，且温度不应超过45℃。供试液从制备至加入检验用培养基，不得超过1h。

常用的供试液制备方法如下。如果下列供试液制备方法经确认均不适用，应建立其他适宜的方法。

（1）水溶性供试品：取供试品，用pH7.0无菌氯化钠-蛋白胨缓冲液，或pH7.2磷酸盐缓冲液，或胰酪大豆胨液体培养基溶解或稀释制成1：10供试液。若需要，调节供试液pH值至6~8。必要时，用同一稀释液将供试液进一步10倍系列稀释。水溶性液体制剂也可用混合的供试品原液作为供试液。

（2）水不溶性非油脂类供试品：取供试品，用pH7.0无菌氯化钠-蛋白胨缓冲液，或pH7.2磷酸盐缓冲液，或胰酪大豆胨液体培养基制备成1：10供试液。分散力较差的供试品，可在稀释液中加入表面活性剂如0.1%（mL/mL）的聚山梨酯80，使供试品分散均匀。若需要，调节供试液pH值至6~8。必要时，用同一稀释液将供试液进一步10倍系列稀释。

（3）油脂类供试品：取供试品，加入无菌十四烷酸异丙酯使溶解，或与最少量并能使供试品乳化的无菌聚山梨酯80或其他无抑菌性的无菌表面活性剂充分混匀。表面活性剂的温度一般不超过40℃（特殊情况下，最多不超过45℃），小心混合，若需要可在水浴中进行，然后加入预热的稀释液使成1：10供试液，保温，混合，并在最短时间内形成乳状液。必要时，用稀释液或含上述表面活性剂的稀释液进一步10倍系列稀释。

（4）膜剂供试品：取供试品，剪碎，加pH7.0无菌氯化钠蛋白胨缓冲液，或pH7.2磷酸盐缓冲液，或胰酪大豆胨液体培养基，浸泡，振摇，制成1∶10的供试液。若需要，调节供试液pH值至6~8。必要时，用同一稀释液将供试液进一步10倍系列稀释。

（5）肠溶及结肠溶制剂：取供试品，加入pH6.8无菌磷酸盐缓冲液（用于肠溶制剂）或pH7.6无菌磷酸盐缓冲液（用于结肠溶制剂），置45℃水浴中，振摇，使溶解，制成1∶10的供试液。必要时，用同一稀释液将供试液进一步10倍系列稀释。

（6）气雾剂供试品：取供试品，置-20℃或其他适宜温度冷冻约1h，取出，迅速消毒供试品开启部位或阀门。正置容器，用无菌钢锥或针样设备在与阀门结构相匹配的适宜位置钻一小孔，供试品各容器的钻孔大小和深度应尽量保持一致，拔出钢锥时应无明显抛射剂抛出，轻轻转动容器，使抛射剂缓缓释出。亦可采用专用设备释出抛射剂。释放抛射剂后再无菌开启容器，并将供试品转移至无菌容器中混合，必要时用冲洗液冲洗容器内壁。供试品亦可采用其他适宜的方法取出。然后取样检查。

（7）贴剂、贴膏剂供试品：取供试品，去掉防粘层，将粘贴面朝上放置在无菌玻璃或塑料器皿上，在粘贴面上覆盖一层适宜的无菌多孔材料（如无菌纱布），避免供试品粘贴在一起。将处理后的供试品放入盛有适宜体积并含有表面活性剂（如聚山梨酯80或卵磷脂）稀释液的容器中，振荡至少30min。必要时，用同一稀释液将供试液进一步10倍系列稀释。

2.接种和稀释

按表4-1规定及下列要求进行供试液的接种和稀释，制备微生物回收试验用供试液。所加菌液的体积应不超过供试液体积的1%。为确认供试品中的微生物能被充分检出，首先应选择最低稀释级的供试液进行计数方法适用性试验。

（1）试验组：取上述制备好的供试液，加入试验菌液，混匀，使每1mL供试液或每张滤膜所滤过的供试液中含菌量不大于100cfu。

（2）供试品对照组：取制备好的供试液，以稀释液代替菌液同试验组操作。

（3）菌液对照组：取不含中和剂及灭活剂的相应稀释液替代供试液，按试验组操作加入试验菌液并进行微生物回收试验。若因供试品抗菌活性或溶解性较差的原因导致无法选择最低稀释级的供试液进行方法适用性试验时，应采用适宜的方法对供试液进行进一步的处理。如果供试品对微生物生长的抑制作用无法以其他方法消除，供试液可经过中和、稀释或薄膜过滤处理后再加入试验菌悬液进行方法适用性试验。

3.抗菌活性的去除或灭活

供试液接种后，按下列“微生物回收”规定的方法进行微生物计数。若试验组菌落数减去供试品对照组菌落数的值小于菌液对照组菌落数值的50%，可采用下述方法消除供试品的抑菌活性。

（1）增加稀释液或培养基体积。

（2）加入适宜的中和剂或灭活剂。

中和剂或灭活剂（表4-2）可用于消除干扰物的抑菌活性，最好在稀释液或培养基灭菌前加入。若使用中和剂或灭活剂，试验中应设中和剂或灭活剂对照组，即取相应量含中和剂或灭活剂的稀释液替代供试品同试验组操作，以确认其有效性和对微生物无毒性。中和剂或灭活剂对照组的菌落数与菌液对照组的菌落数的比值应在0.5~2范围内。

表4-2　常见干扰物的中和剂或灭活方法

干扰物	可选用的中和剂或灭活方法
戊二醛、汞制剂	亚硫酸氢钠
酚类、乙醇、醛类、吸附物	稀释法
醛类	甘氨酸
季铵化合物、对羟基苯甲酸、双胍类化合物	卵磷脂
季铵化合物、碘、对羟基苯甲酸	聚山梨酯
水银	巯基醋酸盐
水银、汞化物、醛类	硫代硫酸盐
EDTA、喹诺酮类抗生素	镁或钙离子
磺胺类	对氨基苯甲酸
β-内酰胺类抗生素	β-内酰胺酶

（3）采用薄膜过滤法。

（4）上述几种方法的联合使用。

若没有适宜消除供试品抑菌活性的方法，对特定试验菌回收失败，表明供试品对该试验菌具有较强抗菌活性，同时也表明供试品不易被该类微生物污染。但是，供试品也可能仅对特定试验菌株具有抑制作用，而对其他菌株没有抑制作用。因此，根据供试品须符合的微生物限度标准和菌数报告规则，在不影响检验结果判断的前提下，应采用能使微生物生长的更高稀释级的供试液进行计数方法适用性试验。若方法适用性试验符合要求，应以该稀释级供试液作为最低稀释级的供试液进行供试品检查。

4.供试品中微生物的回收

表4-1所列的计数方法适用性试验用的各试验菌应逐一进行微生物回收试验。微生物的回收可采用平皿法、薄膜过滤法或MPN法。

（1）平皿法：平皿法包括倾注法和涂布法。表4-1中每株试验菌每种培养基至少制备2个平皿，以算术平均值作为计数结果。

倾注法：取照上述“供试液的制备”“接种和稀释”和“抗菌活性的去除或灭活”制备的供试液1mL，置直径90mm的无菌平皿中，注入15~20mL温度不超过45℃熔化的胰酪大豆胨琼脂或沙氏葡萄糖琼脂培养基，混匀，凝固，倒置培养。若使用直径较大的平皿，培养基的用量应相应增加。按表4-1规定条件培养、计数。同法测定供试品对照组及菌液对照组菌数。计算各试验组的平均菌落数。

涂布法：取适量（通常为15~20mL）温度不超过45℃的胰酪大豆胨琼脂或沙氏葡萄糖琼脂培养基，注入直径90mm的无菌平皿，凝固，制成平板，采用适宜的方法使培养基表面干燥。若使用直径较大的平皿，培养基用量也应相应增加。每一平板表面接种上述照“供试液的制备”“接种和稀释”和“抗菌活性的去除或灭活”制备的供试液不少于0.1mL。按表4-1规定条件培养、计数。同法测定供试品对照组及菌液对照组菌数。计算各试验组的平均菌落数。

（2）薄膜过滤法：薄膜过滤法所采用的滤膜孔径应不大于0.45μm，直径一般为50mm，若采用其他直径的滤膜，冲洗量应进行相应的调整。供试品及其溶剂应不影响滤膜材质对微生物的截留。滤器及滤膜使用前应采用适宜的方法灭菌。使用时，应保证滤膜在过滤前后的完整性。水溶性供试液过滤前先将少量的冲洗液过滤以润湿滤膜。油类供试品，其滤膜和滤器在使用前应充分干燥。为发挥滤膜的最大过滤效率，应注意保持供试品溶液及冲洗液覆盖整个滤膜表面。供试液经薄膜过滤后，若需要用冲洗液冲洗滤膜，每张滤膜每次冲洗量一般为100mL。总冲洗量一般不超过500mL，最多不得超过1000mL，以避免滤膜上的微生物受损伤。

取照上述“供试液的制备”“接种和稀释”和“抗菌活性的去除或灭活”制备的供试液适量（一般取相当于1g、1mL或10cm^{2}的供试品，若供试品中所含的菌数较多时，供试液可酌情减量），加至适量的稀释液中，混匀，过滤。用适量的冲洗液冲洗滤膜。

若测定需氧菌总数，转移滤膜菌面朝上贴于胰酪大豆胨琼脂培养基平板上；若测定霉菌和酵母总数，转移滤膜菌面朝上贴于沙氏葡萄糖琼脂培养基平板上。

按表4-1规定条件培养、计数。每株试验菌每种培养基至少制备一张滤膜。同法测定供试品对照组及菌液对照组菌数。

（3）MPN法：MPN法的精密度和准确度不及薄膜过滤法和平皿计数法，仅在供试品需氧菌总数没有适宜计数方法的情况下使用，本法不适用于霉菌计数。若使用MPN法，按下列步骤进行。

取照上述“供试液的制备”“接种和稀释”和“抗菌活性的去除或灭活”制备的供试液至少3个连续稀释级，每一稀释级取3份1mL分别接种至3管装有9~10mL胰酪大豆胨液体培养基中，同法测定菌液对照组菌数。必要时可在培养基中加入表面活性剂、中和剂或灭活剂。接种管置30~35℃培养不超过3天，逐日观察各管微生物生长情况。如果由于供试品的原因使得结果难以判断，可将该管培养物转种至胰酪大豆胨液体培养基或胰酪大豆胨琼脂培养基，在相同条件下培养1~2天，观察是否有微生物生长。根据微生物生长的管数从表4-3查被测供试品1g、1mL或10cm^{2}中需氧菌总数的最可能数。

表4-3　微生物最可能数检索表（部分）

生长管数			需氧菌总数最可能数	95%置信限	
每管含样品的g、mL或10cm^{2}数			MPN/g、mL或10cm^2	下限	上限
0.1	0.01	0.001			
0	0	0	<3	0	9.4
0	0	1	3	0.1	9.5
0	1	0	3	0.1	10
0	1	1	6.1	1.2	17
0	2	0	6.2	3.5	35
0	3	0	9.4	0.2	17
1	0	0	3.6	1.2	17
1	0	1	7.2	4	35
1	0	2	11	1.3	20
1	1	0	7.4	4	35
1	1	1	11	4	35
1	2	0	11	5	38
1	2	1	15	5	38
1	3	0	16	1.5	35
2	0	0	9.2	4	35

注：表内所列检验量如改用1g（或mL、10cm^2）、0.1g（或mL、10cm^2）和0.01g（或mL、10cm^2）时，表内数字应相应降低10倍；如改用0.01g（或mL、10cm^2）、0.001g（或mL、10cm^2）和0.0001g（或mL、10cm^2）时，表内数字应相应增加10倍，其余类推。

5.结果判断

计数方法适用性试验中，采用平皿法或薄膜过滤法时，试验组菌落数减去供试品对照组菌落数的值与菌液对照组菌落数的比值应在0.5~2范围内；采用MPN

法时，试验组菌数应在菌液对照组菌数的95%置信限内。

若各试验菌的回收试验均符合要求，按照所用的供试液制备方法及计数方法进行该供试品的需氧菌总数、霉菌和酵母菌总数计数。

方法适用性确认时，若采用上述方法还存在一株或多株试验菌的回收达不到要求，那么选择回收最接近要求的方法和试验条件进行供试品的检查。

四、供试品检查

1.检验量

检验量即一次试验所用的供试品量（g、mL或cm^2）。一般应随机抽取不少于2个最小包装的供试品，混合，取规定量供试品进行检验。

除另有规定外，一般供试品的检验量为10g或10mL；膜剂、贴剂和贴膏剂为100cm^2。检验时，应从2个以上最小包装单位中抽取供试品，大蜜丸还不得少于4丸，膜剂、贴剂和贴膏剂还不得少于4片。贵重药品、微量包装药品的检验量可以酌减。若供试品处方中每一剂量单位（如片剂、胶囊剂）活性物质含量小于或等于1mg，或每1g或每1mL（指制剂）活性物质含量低于1mg时，检验量应不少于10个剂量单位或10g或10mL供试品；若样品量有限或批产量极小（如：小于1000mL或1000g）的活性物质供试品，除另有规定外，其检验量最少为批产量的1%，检验量更少时需要进行风险评估；若批产量少于200的供试品，检验量可减少至2个单位；批产量少于100的供试品，检验量可减少至1个单位。

2.供试品的检查

按计数方法适用性试验确认的计数方法进行供试品中需氧菌总数、霉菌和酵母菌总数的测定。

胰酪大豆胨琼脂培养基或胰酪大豆胨液体培养基用于测定需氧菌总数；沙氏葡萄糖琼脂培养基用于测定霉菌和酵母菌总数。

3.阴性对照试验

以稀释液代替供试液进行阴性对照试验，阴性对照试验应无菌生长。如果阴性对照有菌生长，应进行偏差调查。

4.检查方法

（1）平皿法：平皿法包括倾注法和涂布法。除另有规定外，取规定量供试品，按方法适用性试验确认的方法进行供试液制备和菌数测定，每稀释级每种培养基至少制备2个平板。

培养和计数：除另有规定外，胰酪大豆胨琼脂培养基平板在30~35℃培养

3~5天，沙氏葡萄糖琼脂培养基平板在20~25℃培养5~7天，观察菌落生长情况，点计平板上生长的所有菌落数，计数并报告。菌落蔓延生长成片的平板不宜计数。点计菌落数后，计算各稀释级供试液的平均菌落数，按菌数报告规则报告菌数。若同稀释级两个平板的菌落数平均值不小于15，则两个平板的菌落数不能相差1倍或以上。

菌数报告规则：需氧菌总数测定宜选取平均菌落数小于300cfu的稀释级、霉菌和酵母菌总数测定宜选取平均菌落数小于100cfu的稀释级，作为菌数报告的依据。取最高的平均菌落数，计算1g、1mL或10cm^{2}供试品中所含的微生物数，取两位有效数字报告。如各稀释级的平板均无菌落生长，或仅最低稀释级的平板有菌落生长，但平均菌落数小于1时，以<1乘以最低稀释倍数的值报告菌数。

（2）薄膜过滤法：除另有规定外，按计数方法适用性试验确认的方法进行供试液制备。取相当于1g、1mL或10cm^{2}供试品的供试液。若供试品所含的菌数较多时，可取适宜稀释级的供试液，照方法适用性试验确认的方法加至适量稀释液中。立即过滤，冲洗，冲洗后取出滤膜，菌面朝上贴于胰酪大豆胨琼脂培养基或沙氏葡萄糖琼脂培养基上培养。

培养和计数：培养条件和计数方法同平皿法，每张滤膜上的菌落数应不超过100cfu。

菌数报告规则：以相当于1g、1mL或10cm^{2}供试品的菌落数报告菌数；若滤膜上无菌落生长，以<1报告菌数（每张滤膜过滤1g、1mL或10cm^{2}供试品），或<1乘以最低稀释倍数的值报告菌数。

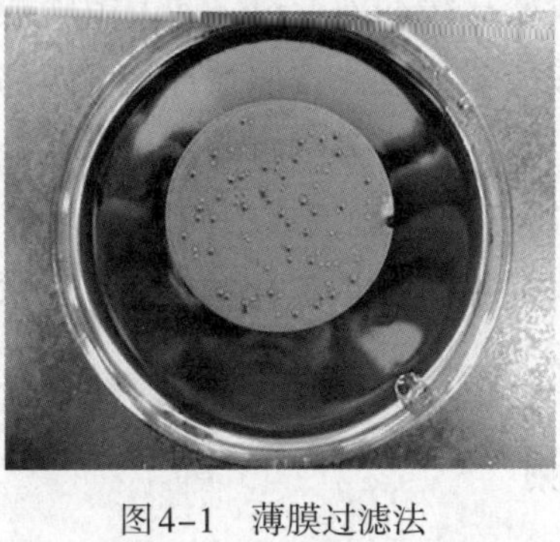

图4-1　薄膜过滤法

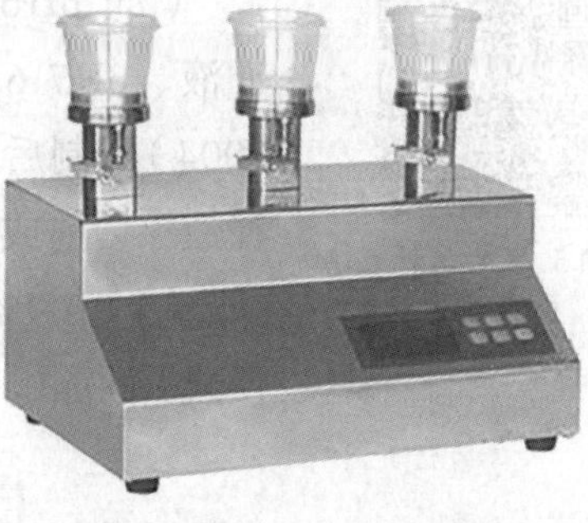

图4-2　微生物计数检测仪

（3）MPN法：取规定量供试品，按方法适用性试验确认的方法进行供试液制备和供试品接种，所有试验管在30~35℃培养3~5天，如果需要确认是否有微生物生长，按方法适用性试验确定的方法进行。记录每一稀释级微生物生长的管数，从表4-3查每1g、1mL或10cm^2供试品中需氧菌总数的最可能数。

5.结果判断

需氧菌总数是指胰酪大豆胨琼脂培养基上生长的总菌落数（包括真菌菌落数）；霉菌和酵母菌总数是指沙氏葡萄糖琼脂培养基上生长的总菌落数（包括细菌菌落数）。若因沙氏葡萄糖琼脂培养基上生长的细菌使霉菌和酵母菌的计数结果不符合微生物限度要求，可使用含抗生素（如氯霉素、庆大霉素）的沙氏葡萄糖琼脂培养基或其他选择性培养基（如玫瑰红钠琼脂培养基）进行霉菌和酵母菌总数测定。使用选择性培养基时，应进行培养基适用性检查。若采用MPN法，测定结果为需氧菌总数。

各品种项下规定的微生物限度标准解释如下：

10^1cfu：可接受的最大菌数为20；

10^2cfu：可接受的最大菌数为200；

10^3cfu：可接受的最大菌数为2000，以此类推。

若供试品的需氧菌总数、霉菌和酵母菌总数的检查结果均符合该品种项下的规定，判供试品符合规定；若其中任何一项不符合该品种项下的规定，判供试品不符合规定。

6.稀释液、冲洗液

稀释液配制后，应采用验证合格的灭菌程序灭菌。

（1）pH7.0无菌氯化钠-蛋白胨缓冲液：按照无菌检查法（四部通则1101）制备。

视频5.微生物计数法（平皿法）

（2）pH6.8无菌磷酸盐缓冲液、pH7.2无菌磷酸盐缓冲液、pH7.6无菌磷酸盐缓冲液：按照缓冲液（四部通则8004）配制后，过滤，分装，灭菌。如需要，可在上述稀释液灭菌前或灭菌后加入表面活性剂或中和剂等。

（3）0.9%无菌氯化钠溶液：取氯化钠9.0g，加水溶解使成1000mL，过滤，分装，灭菌。

目标检测

一、选择题

（一）单项选择题

1.（　　）菌可作为粪便污染的指示菌。

A.大肠埃希菌　　B.沙门菌　　C.铜绿假单胞菌

D.金黄色葡萄球菌　　　E.白色念珠菌

2.药品微生物计数检查中，需氧菌总数测定用下列哪种培养基（　　）。

A.胰酪大豆胨琼脂培养基　　　B.营养肉汤

C.营养琼脂　　　D.酵母浸出粉胨

E.沙氏葡萄糖琼脂培养基

3.药品微生物计数检查中，霉菌、酵母菌计数所用的培养基为（　　）。

A.麦芽汁培养基　　　B.玫瑰红钠　　　C.营养琼脂

D.酵母浸出粉胨　　　E.沙氏葡萄糖琼脂培养基

4.2020年版药典规定，需氧菌总数测定的培养时间为（　　）。

A.1~3天　　　B.7~9天　　　C.3~5天

D.5~7天

5.2020年版《中国药典》规定，霉菌、酵母菌总数测定的培养时间为（　　）。

A.1~3天　　　B.7~9天　　　C.3~5天

D.5~7天

6.微生物计数检查时，细菌及控制菌培养温度为（　　），霉菌、酵母菌培养温度为（　　）。

A.30~35℃　　　B.20~25℃　　　C.23~28℃

D.33~38℃

7.一般供试品的检验量为（　　）。

A.1g或1mL　　　B.5g或5mL　　　C.10g或10mL

D.20g或20mL

8.微生物计数检查的环境洁净度应达到（　　）级，超净工作台洁净度应达（　　）级。

A.A　　　B.B　　　C.C

D.D

（二）多项选择题

1.供试液的制备方法有（　　）。

A.匀浆法　　　B.研钵法　　　C.保温振摇法

D.振摇法　　　E.高温加热

2.微生物计数检查法中，可选用的稀释液有（　　）。

A.pH7.0无菌氯化钠-蛋白胨缓冲液

B.pH7.6无菌磷酸盐缓冲液

C. pH6.8无菌磷酸盐缓冲液

D. pH7.0无菌磷酸盐缓冲液

E. 0.9%无菌氯化钠溶液

3.下列哪些方法可以消除供试品中的抑菌成分（　　）。

A.稀释法　　B.离心沉淀　　C.薄膜过滤法

D.中和法　　E.浓缩法

4.微生物计数检查的项目有（　　）。

A.需氧菌总数检查　　B.霉菌数检查　　C.酵母菌数检查

D.控制菌检查　　E.螨类检查

二、简答题

1.简述药品染菌的可能原因。

2.简述微生物计数法操作步骤。

实训项目二　非无菌药品的微生物计数检查

【实训目的】

1.掌握药品中需氧菌、霉菌及酵母菌总数的检查方法与操作。

2.学会供试品的处理方法及学会微生物计数方法。

【试验原理】

非规定灭菌药剂一般不要求绝对无菌，但必须控制微生物的数量在一定的范围内。

2020年版《中国药典》规定采用平皿法和薄膜过滤法进行药品的需氧菌、霉菌及酵母菌计数检查。本实验以口服片剂或胶囊剂为材料进行平皿法计数。

【实训内容】

一、试验材料

1.器材、设备

（1）设备：无菌室、超净工作台、恒温培养箱、冰箱、电热干燥箱、高压蒸汽灭菌器、菌落计数器、天平（感量0.1g）。

（2）器材：橡皮乳头、酒精灯、乙醇棉球、乳胶手套、试管架、火柴、记号笔；无菌衣、裤、帽、口罩（也可用一次性物品替代）；研钵或匀浆仪、量筒、称量纸及不锈钢药匙；试管及塞子、刻度吸管（1mL、10mL）、锥形瓶、培养皿、玻璃消毒缸（带盖）。

玻璃器皿均于160℃干热灭菌2h或高压蒸汽灭菌121℃ 20min，烘干备用。

2.试剂及培养基

（1）待检药片和药丸或胶囊等供试品。

（2）消毒剂：75%乙醇溶液（制乙醇棉球用）、3%~5%甲醇液、5%甲醛、高锰酸钾等。

（3）稀释剂：pH7.0无菌氯化钠-蛋白胨缓冲液或pH6.8磷酸盐缓冲液。

（4）培养基：分别按照胰酪大豆胨琼脂培养基、沙氏葡萄糖琼脂培养基配制方法配制，过滤、分装后灭菌。

二、试验方法与步骤

1.供试品溶液的制备

取一定量（10g或10mL）的待检药品，置于无菌研体中以pH7.0无菌氯化钠-蛋白胨缓冲溶液（均需事先灭菌）研磨成匀浆，然后移入容量瓶加缓冲液至100mL，即成1∶10的供试液。

2.供试液的稀释（10倍递增稀释法）

取2~3支灭菌试管，分别加入9mL稀释液并取1支1mL灭菌吸管吸取1∶10均匀供试液1mL，加入已装有9mL灭菌稀释剂的试管中，混匀即成1∶100的供试液。以此类推，稀释至1∶1000或1∶10000。

3.注平板、倒培养基

用灭菌移液管（每一稀释度用1支）分别吸取不同稀释度稀释液1mL，置于每一无菌平皿中（每一稀释度做2~3个平皿），再于每一平皿中倾15~20mL的温度不超过45℃的培养基（需氧菌计数用胰酪大豆胨琼脂培养基；霉菌、酵母菌计数用沙氏葡萄糖琼脂培养基），转动平皿使稀释液与培养基均匀混合，放置，待凝。

4.阴性对照试验

取试验用的稀释液1mL，置无菌平皿中，注入培养基，均匀混匀、凝固。每种计数用的培养基各制备2个平板，均不得有菌生长。

5.培养

将已经凝固的平板倒置，胰酪大豆胨琼脂培养基放入30~35℃培养箱中培养3~5天，沙氏葡萄糖琼脂培养基放入20~25℃培养箱中培养5~7天。

6.菌落计数

除另有规定外，逐日点计菌落数，并报告。菌落蔓延生长成片的平板不宜计数。点计菌落数后，计算各稀释级供试液的平均菌落数，按菌数报告规则报告菌数。

一般胰酪大豆胨琼脂培养基用于需氧菌计数；沙氏葡萄糖琼脂培养基用于霉菌、酵母菌计数。

7.菌数报告

需氧菌选取平均菌落数小于300cfu，霉菌、酵母菌宜选取平均菌落小于100cu的稀释级作为菌数报告（取两位有效数字）的依据。以最高的平均菌落乘以稀释倍数的值报告1g、1mL或$10cm^2$供试品中所含的菌数。

如各稀释级的平板均无菌落生长，或仅最低稀释级的平板有菌落生长，但平均菌落数小于1时，以<1乘以最低稀释倍数的值报告菌数。

【实训注意】

1.供试品检验全过程必须符合无菌技术要求。

2.倾注和摇动应尽量平稳，勿使培养基外溢，确保细菌分散均匀。

3.倾注时培养基温度不得超过45℃，以防损伤细菌或真菌。

4.管尖不接触任何可能污染的容器或用具。

5.稀释时每一级换管（原吸管不要吹吸），上一级吸管不能接触下一级稀释液。

6.吸管快速吹打，不能用嘴吹吸，吸管内放棉花。

7.取液要准确，尽量减少误差。

非无菌产品微生物计数记录

【实训检测】

1.微生物总数测定时，为何要设阴性对照？

2.如何保证微生物总数测定结果的准确性？

第五章 非无菌产品微生物限度检查：控制菌检查法

对于非规定灭菌制剂（如片剂、丸剂、散剂、水剂、冲服剂及原辅料等）必须限制微生物的数量在一定范围内，并保证不含有特定的控制菌（致病菌），否则将直接影响药品的质量和人民的健康。2020年版《中国药典》规定，控制菌包括耐胆盐革兰阴性菌、大肠埃希菌、沙门菌、铜绿假单胞菌、金黄色葡萄球菌、梭菌、白色念珠菌的检查。本章讲解控制菌检查法。

第一节 概述

一、控制菌检查法的概念及内容

控制菌检查法系用于在规定的试验条件下，检查供试品中是否存在特定的微生物。检查项目包括耐胆盐革兰阴性菌、大肠埃希菌、沙门菌、铜绿假单胞菌、金黄色葡萄球菌、梭菌、白色念珠菌的检查。

二、控制菌检查法的环境要求

微生物计数检查应在洁净度为不低于D级背景下的生物安全柜或B级洁净区域内进行。检验全过程必须严格遵守无菌操作，防止再污染，防止污染的措施不得影响供试品中微生物的检出。洁净空气区域、工作台面及环境应定期按《医药工业洁净室（区）悬浮粒子、浮游菌和沉降菌的测试方法》的现行国家标准进行洁净度验证（实验环境要求同“非无菌产品微生物限度检查：微生物计数法”）。

第二节 控制菌检查法

当本法用于检查非无菌制剂及其原、辅料等是否符合相应的微生物限度标准时，应按下列规定进行检验，包括样品取样量和结果判断等。

供试品检出控制菌或其他致病菌时，按一次检出结果为准，不再复试。

如果供试品具有抗菌活性，应尽可能去除或中和。供试品检查时，若使用了中和剂或灭活剂，应确认有效性及对微生物无毒性。

供试液制备时如果使用了表面活性剂，应确认其对微生物无毒性以及与所使用中和剂或灭活剂的相容性。

一、培养基适用性检查和控制菌检查方法

供试品控制菌检查中所使用的培养基应进行适用性检查。

供试品的控制菌检查方法应进行方法适用性试验，以确认所采用的方法适合于该产品的控制菌检查。若检验程序或产品发生变化可能影响检验结果时，控制菌检查方法应重新进行适用性试验。

1.菌种及菌液制备

（1）菌种：试验用菌株的传代次数不得超过5代（从菌种保藏中心获得的干燥菌种为第0代），并采用适宜的菌种保藏技术进行保存，以保证试验菌株的生物学特性。

金黄色葡萄球菌［CMCC（B）26 003］

铜绿假单胞菌［CMCC（B）10 104］

大肠埃希菌［CMCC（B）44 102］

乙型副伤寒沙门菌［CMCC（B）50 094）

白色念珠菌［CMCC（F）98 001］

生孢梭菌［CMCC（B）64941）

（2）菌液制备：将金黄色葡萄球菌、铜绿假单胞菌、大肠埃希菌、沙门菌分别接种于胰酪大豆胨液体培养基中或胰酪大豆胨琼脂培养基上，30~35℃培养18~24h；将白色念珠菌接种于沙氏葡萄糖琼脂培养基上或沙氏葡萄糖液体培养基中，20~25℃培养2~3天；将生孢梭菌接种于梭菌增菌培养基中置厌氧条件下30~35℃培养24~48h，或接种于硫乙醇酸盐流体培养基中30~35℃培养18~24h。

上述培养物用pH7.0无菌氯化钠-蛋白胨缓冲液或0.9%无菌氯化钠溶液制成适宜浓度的菌悬液。

菌液制备后若在室温下放置，应在2h内使用；若保存在2~8℃，可在24h内使用。生孢梭菌孢子悬液可替代新鲜的菌悬液，孢子悬液可保存在2~8℃，在验证过的贮存期内使用。

2. 阴性对照

为确认试验条件是否符合要求，应进行阴性对照试验，阴性对照试验应无菌生长。如阴性对照有菌生长，应进行偏差调查。

3. 培养基适用性检查

控制菌检查用的商品化的预制培养基、脱水培养基或按处方配制的培养基均应进行培养基的适用性检查。

控制菌检查用培养基的适用性检查项目包括促生长能力、抑制能力及指示特性的检查。各培养基的检查项目及所用的菌株见表5-1。

表5-1　控制菌检查用培养基的促生长能力、抑制能力和指示特性

控制菌检查	培养基	特性	试验菌株
耐胆盐革兰阴性菌	肠道菌增菌液体培养基	促生长能力	大肠埃希菌、铜绿假单胞菌
		抑制能力	金黄色葡萄球菌
	紫红胆盐葡萄糖琼脂培养基	促生长能力+指示特性	大肠埃希菌、铜绿假单胞菌
大肠埃希菌	麦康凯液体培养基	促生长能力	大肠埃希菌
		抑制能力	金黄色葡萄球菌
	麦康凯琼脂培养基	促生长能力十指示特性	大肠埃希菌
沙门菌	RV沙门菌增菌液体培养基	促生长能力	乙型副伤寒沙门菌
		抑制能力	金黄色葡萄球菌
	木糖赖氨酸脱氧胆酸盐琼脂培养基	促生长能力+指示特性	乙型副伤寒沙门菌
	三糖铁琼脂培养基	指示能力	乙型副伤寒沙门菌
铜绿假单胞菌	溴化十六烷基三甲铵琼脂培养基	促生长能力	铜绿假单胞菌
		抑制能力	大肠埃希菌
金黄色葡萄球菌	甘露醇氯化钠琼脂培养基	促生长能力+指示特性	金黄色葡萄球菌
		抑制能力	大肠埃希菌
梭菌	梭菌增菌培养基	促生长能力	生孢梭菌
	哥伦比亚琼脂培养基	促生长能力	生孢梭菌

续表

控制菌检查	培养基	特性	试验菌株
白色念珠菌	沙氏葡萄糖液体培养基	促生长能力	白色念珠菌
	沙氏葡萄糖琼脂培养基	促生长能力+指示特性	白色念珠菌
	念珠菌显色培养基	促生长能力+指示能力	白色念珠菌
		抑制能力	大肠埃希菌

（1）液体培养基促生长能力检查：分别接种不大于100cfu的试验菌（表5-1）于被检培养基和对照培养基中，在相应控制菌检查规定的培养温度及不大于规定的最短培养时间下培养，与对照培养基管比较，被检培养基管试验菌应生长良好。

（2）固体培养基促生长能力检查：用涂布法分别接种不大于100cfu的试验菌（表5-1）于被检培养基和对照培养基平板上，在相应控制菌检查规定的培养温度及不大于规定的最短培养时间下培养，被检培养基与对照培养基上生长的菌落大小、形态特征应一致。

（3）培养基抑制能力检查：接种不少于100cfu的试验菌（表5-1）于被检培养基和对照培养基中，在相应控制菌检查规定的培养温度及不小于规定的最长培养时间下培养，试验菌应不得生长。

（4）培养基指示特性检查：用涂布法分别接种不大于100cfu的试验菌（表5-1）于被检培养基和对照培养基平板上，在相应控制菌检查规定的培养温度及不大于规定的最短培养时间下培养，被检培养基上试验菌生长的菌落大小、形态特征、指示剂反应情况等应与对照培养基一致。

4.控制菌检查方法适用性试验

（1）供试液：按下列“供试品检查”中的规定制备供试液。

（2）试验菌：根据各品种项下微生物限度标准中规定检查的控制菌选择相应试验菌株，确认耐胆盐革兰阴性菌检查方法时，采用大肠埃希菌和铜绿假单胞菌为试验菌。

（3）适用性试验：按控制菌检查法取规定量供试液及不大于100cfu的试验菌接入规定的培养基中；采用薄膜过滤法时，取规定量供试液，过滤，冲洗，在最后一次冲洗液中加入试验菌，过滤后，注入规定的培养基或取出滤膜接入规定的培养基中。依相应的控制菌检查方法，在规定的温度和最短时间下培养，应能检出所加试验菌相应的反应特征。

（4）结果判断：上述试验若检出试验菌，按此供试液制备法和控制菌检查方法进行供试品检查；若未检出试验菌，应消除供试品的抑菌活性［见非无菌产品微生物限度检查：微生物计数法（本书第四章）中的“抗菌活性的去除或灭活”］，并重新进行方法适用性试验。

如果经过试验确证供试品对试验菌的抗菌作用无法消除，可认为受抑制的微生物不易存在于该供试品中，选择抑菌成分消除相对彻底的方法进行供试品的检查。

二、供试品检查

供试品的控制菌检查应按经方法适用性试验确认的方法进行。

阳性对照试验：阳性对照试验方法同供试品的控制菌检查，对照菌的加量应不大于100cfu。阳性对照试验应检出相应的控制菌。

阴性对照试验：以稀释剂代替供试液按照相应控制菌检查法检查，阴性对照试验应无菌生长。如果阴性对照有菌生长，应进行偏差调查。

1.耐胆盐革兰阴性菌

（1）供试液制备和预培养：取供试品，用胰酪大豆胨液体培养基作为稀释剂按照“非无菌产品微生物限度检查：微生物计数法（本书第四章）”制成1：10供试液，混匀，在20~25℃培养，培养时间应使供试品中的细菌充分恢复但不增殖（约2h）。

（2）定性试验：除另有规定外，取相当于1g或1mL供试品的上述预培养物接种至适宜体积（经方法适用性试验确定）肠道菌增菌液体培养基中，30~35℃培养24~48h后，划线接种于紫红胆盐葡萄糖琼脂培养基平板上，30~35℃培养18~24h。如果平板上无菌落生长，判供试品未检出耐胆盐革兰阴性菌。

（3）定量试验：选择和分离培养　取相当于0.1g、0.01g和0.001g（或0.1mL、0.01mL和0.001mL）供试品的预培养物或其稀释液分别接种至适宜体积（经方法适用性试验确定）肠道菌增菌液体培养基中，30~35℃培养24~48h。上述每一培养物分别划线接种于紫红胆盐葡萄糖琼脂培养基平板上，30~35℃培养18~24h。

结果判断：若紫红胆盐葡萄糖琼脂培养基平板上有菌落生长，则对应培养管为阳性，否则为阴性。根据各培养管检查结果，从表5-2查1g或1mL供试品中含有耐胆盐革兰阴性菌的可能菌数。

表5-2　耐胆盐革兰阴性菌的可能菌数（N）

各供试品量的检查结果			每1g（或1mL）供试品中可能的菌数/cfu
0.1g或0.1mL	0.01g或0.01mL	0.001g或0.001mL	
+	+	+	$N>10^3$
+	+	−	$10^2<N<10^3$
+	−	−	$10<N<10^2$
−	−	−	$N<10$

注：1. + 代表紫红胆盐葡萄糖琼脂平板上有菌落生长；− 代表紫红胆盐葡萄糖琼脂平板上无菌落生长。

2. 若供试品量减少10倍（如0.01g或0.01mL，0.001g或0.001mL，0.0001g或0.0001mL），则每1g（或1mL）供试品中可能的菌数（N）应相应增加10倍。

2. 大肠埃希菌

（1）供试液制备和增菌培养：取供试品，按照“非无菌产品微生物限度检查：微生物计数法”制成1∶10供试液。取相当于1g或1mL供试品的供试液，接种至适宜体积（经方法适用性试验确定）的胰酪大豆胨液体培养基中，混匀，30~35℃培养18~24h。

（2）选择和分离培养：取上述培养物1mL接种至100mL麦康凯液体培养基中，42~44℃培养24~48h。取麦康凯液体培养物划线接种于麦康凯琼脂培养基平板上，30~35℃培养18~72h。

（3）结果判断：若麦康凯琼脂培养基平板上有菌落生长，应进行分离、纯化及适宜的鉴定试验，确证是否为大肠埃希菌；若麦康凯琼脂培养基平板上没有菌落生长，或虽有菌落生长但鉴定结果为阴性，判供试品未检出大肠埃希菌。

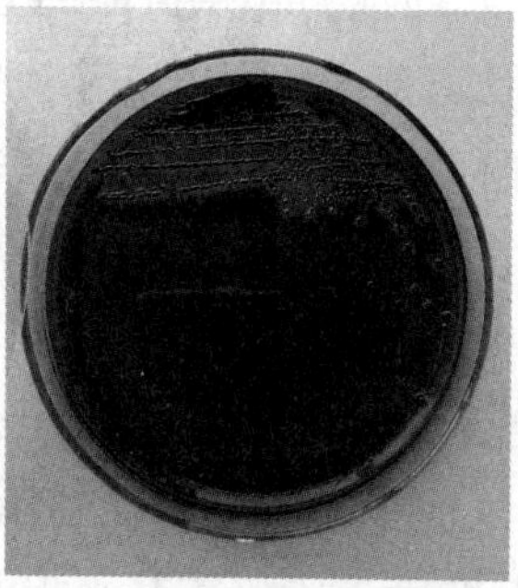

图5-1　大肠埃希菌（伊红美兰）

非无菌产品控制菌记录：大肠埃希菌

3. 沙门菌

（1）供试液制备和增菌培养：取10g或10mL供试品直接或处理后接种至适宜体积（经方法适用性试验确定）的胰酪大豆胨液体培养基中，混匀，30~35℃培养18~24h。

（2）选择和分离培养：取上述培养物0.1mL接种至10mL RV沙门菌增菌液体培养基中，30~35℃培养18~24h。取少量RV沙门菌增菌液体培养物划线接种于木糖赖氨酸脱氧胆酸盐琼脂培养基平板上，30~35℃培养18~48h。沙门菌在木糖赖氨酸脱氧胆酸盐琼脂培养基平板上生长良好，菌落为淡红色或无色、透明或半透明、中心有或无黑色。用接种针挑选疑似菌落于三糖铁琼脂培养基高层斜面上进行斜面和高层穿刺接种，培养18~24h，或采用其他适宜方法进一步鉴定。

（3）结果判断：若木糖赖氨酸脱氧胆酸盐琼脂培养基平板上有疑似菌落生长，且三糖铁琼脂培养基的斜面为红色、底层为黄色，或斜面黄色、底层黄色或黑色，应进一步进行适宜的鉴定试验，确证是否为沙门菌。如果平板上没有菌落生长，或虽有菌落生长但鉴定结果为阴性，或三糖铁琼脂培养基的斜面未见红色、底层未见黄色；或斜面黄色、底层未见黄色或黑色，判供试品未检出沙门菌。

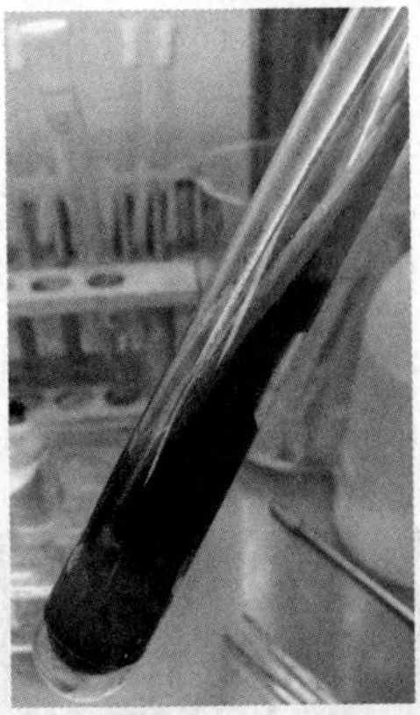

图5-2　沙门（三糖铁）

4. 铜绿假单胞菌

（1）供试液制备和增菌培养：取供试品，按照“非无菌产品微生物限度检查：微生物计数法”制成1∶10供试液。取相当于1g或1mL供试品的供试液，接种至适宜体积（经方法适用性试验确定的）的胰酪大豆胨液体培养基中，混匀，30~35℃培养18~24h。

（2）选择和分离培养：取上述培养物划线接种于溴化十六烷基三甲铵琼脂培养基平板上，30~35℃培养18~72h。取上述平板上生长的菌落进行氧化酶试验，或采用其他适宜方法进一步鉴定（氧化酶试验：将洁净滤纸片置于平皿内，用无菌玻棒取上述平板上生长的菌落涂于滤纸片上，滴加新配制的1%二盐酸*N*，*N*–二甲基对苯二胺试液，在30s内若培养物呈粉红色并逐渐变为紫红色为氧化酶试验阳性，否则为阴性）。

（3）结果判断：若溴化十六烷基三甲铵琼脂培养基平板上有菌落生长，且氧化酶试验阳性，应进一步进行适宜的鉴定试验，确证是否为铜绿假单胞菌。如果平板上没有菌落生长，或虽有菌落生长但鉴定结果为阴性，或氧化酶试验阴性，判断供试品未检出铜绿假单胞菌。

非无菌产品控制菌记录：铜绿假单胞菌

5.金黄色葡萄球菌

（1）供试液制备和增菌培养：取供试品，按照“非无菌产品微生物限度检查：微生物计数法”制成1∶10供试液。取相当于1g或1mL供试品的供试液，接种至适宜体积（经方法适用性试验确定）的胰酪大豆胨液体培养基中，混匀，30~35℃培养18~24h。

（2）选择和分离培养：取上述培养物划线接种于甘露醇氯化钠琼脂培养基平板上，30~35℃培养18~72h。

（3）结果判断：若甘露醇氯化钠琼脂培养基平板上有黄色菌落或外周有黄色环的白色菌落生长，应进行分离、纯化及适宜的鉴定试验，确证是否为金黄色葡萄球菌；若平板上没有与上述形态特征相符或疑似的菌落生长，或虽有相符或疑似的菌落生长但鉴定结果为阴性，判供试品未检出金黄色葡萄球菌。

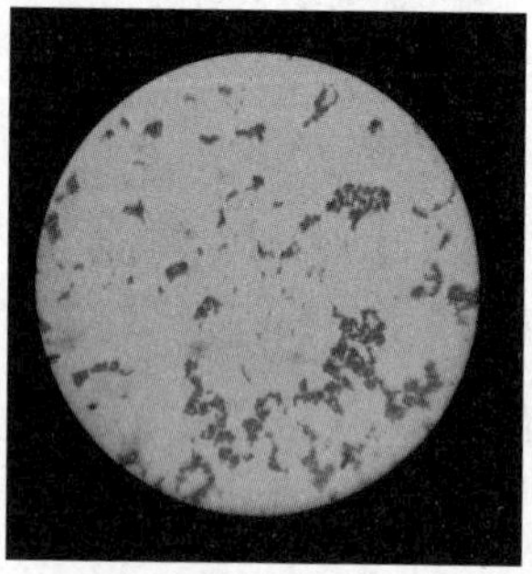

图5-3　金黄色葡萄球菌（革兰氏染色法）

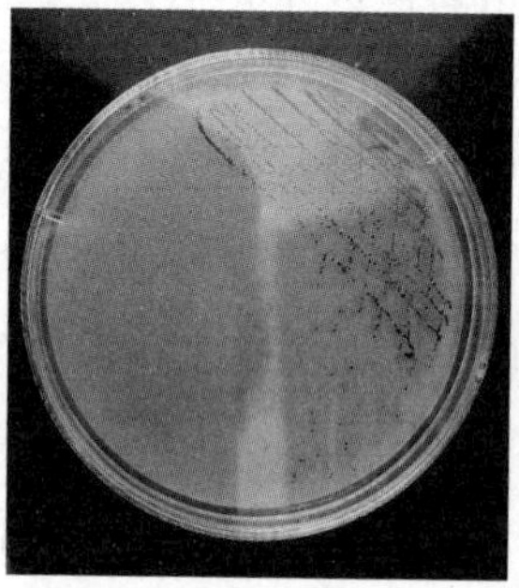

图5-4　金黄色葡萄球菌（BP平板）

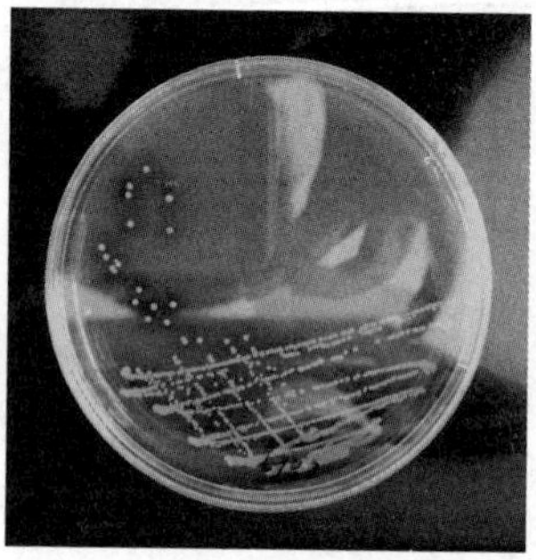

图5-5　金黄色葡萄球菌（血平板）

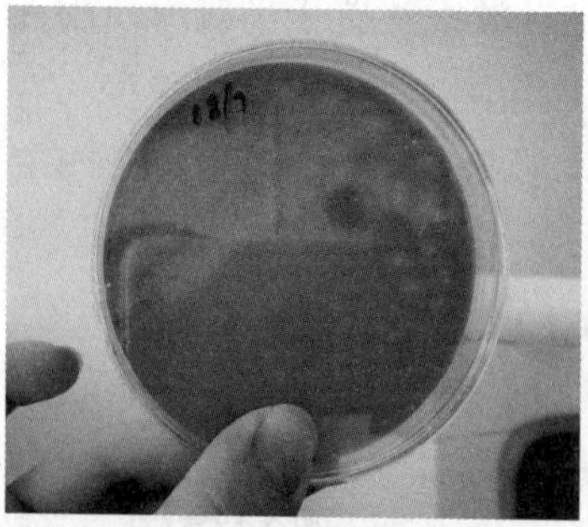

图5-6　金黄色葡萄球菌（血平板，溶血性）

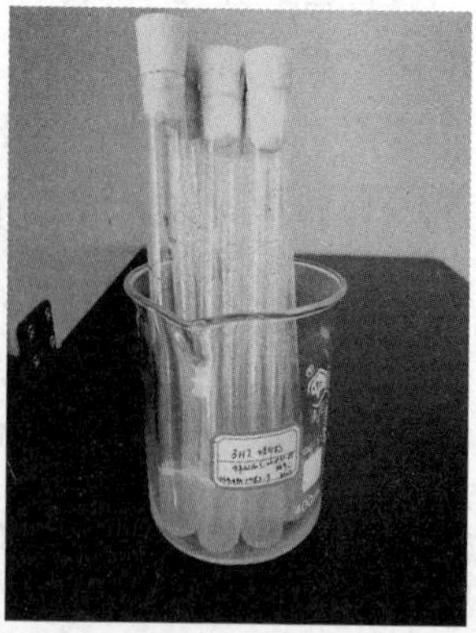

图5-7　金黄色葡萄球菌（BHI培养液）

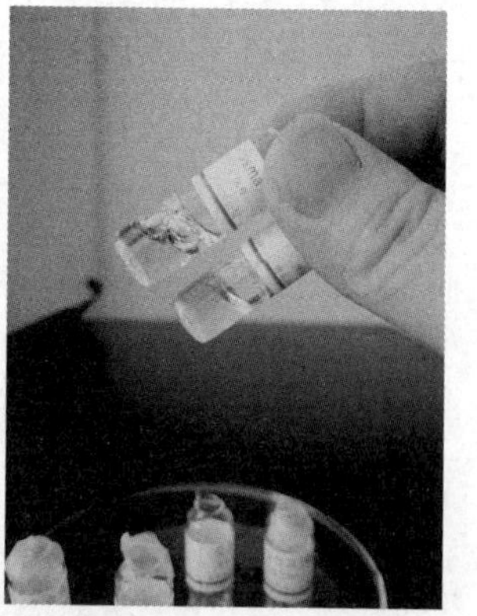

图5-8　金黄色葡萄球菌（凝血酶试验）

6.梭菌

非无菌产品控制菌记录：金黄色葡萄球菌

（1）供试液制备和热处理：取供试品，按照“非无菌产品微生物限度检查：微生物计数法”制成1∶10供试液。取相当于1g或1mL供试品的供试液2份，其中1份置80℃保温10min后迅速冷却。

（2）增菌、选择和分离培养：将上述2份供试液分别接种至适宜体积（经方法适用性试验确定）的梭菌增菌培养基中，置厌氧条件下30~35℃培养48h。取上述每一培养物少量，分别涂抹接种于哥伦比亚琼脂培养基平板上，置厌氧条件下30~35℃培养48~72h。

（3）过氧化氢酶试验：取上述平板上生长的菌落，置洁净玻片上，滴加3%过氧化氢试液，若菌落表面有气泡产生，为过氧化氢酶试验阳性，否则为阴性。

（4）结果判断：若哥伦比亚琼脂培养基平板上有厌氧杆菌生长（有或无芽孢），且过氧化氢酶反应阴性，应进一步进行适宜的鉴定试验，确证是否为梭菌；如果哥伦比亚琼脂培养基平板上没有厌氧杆菌生长，或虽有相符或疑似的菌落生长但鉴定结果为阴性，或过氧化氢酶反应阳性，判供试品未检出梭菌。

7.白色念珠菌

（1）供试液制备和增菌培养：取供试品，按照“非无菌产品微生物限度检查：微生物计数法”制成1∶10供试液。取相当于1g或1mL供试品的供试液，接种至适宜体积（经方法适用性试验确定）的沙氏葡萄糖液体培养基中，混匀，30~35℃培养3~5天。

（2）选择和分离：取上述预培养物划线接种于沙氏葡萄糖琼脂培养基平板上，30~35℃培养24~48h。白色念珠菌在沙氏葡萄糖琼脂培养基上生长的菌落呈乳白色，偶见淡黄色，表面光滑有浓酵母气味，培养时间稍久则菌落增大，颜色变深、质地变硬或有皱褶。挑取疑似菌落接种至念珠菌显色培养基平板上，培养24~48h（必要时延长至72h），或采用其他适宜方法进一步鉴定。

（3）结果判断：若沙氏葡萄糖琼脂培养基平板上有疑似菌落生长，且疑似菌在念珠菌显色培养基平板上生长的菌落呈阳性反应，应进一步进行适宜的鉴定试验，确证是否为白色念珠菌；若沙氏葡萄糖琼脂培养基平板上没有菌落生长，或虽有菌落生长但鉴定结果为阴性，或疑似菌在念珠菌显色培养基平板上生长的菌落呈阴性反应，判供试品未检出白色念珠菌。

三、稀释液

稀释液配制后，应采用验证合格的灭菌程序灭菌。

（1）pH7.0无菌氯化钠–蛋白胨缓冲液：按照无菌检查法（四部通则1101）制备。

（2）pH6.8无菌磷酸盐缓冲液、pH7.2无菌磷酸盐缓冲液、pH7.6无菌磷酸盐缓冲液：按照缓冲液（四部通则8004）配制后，过滤，分装，灭菌。如需要，可在上述稀释液灭菌前或灭菌后加入表面活性剂或中和剂等。

（3）0.9%无菌氯化钠溶液：取氯化钠9.0g，加水溶解使成1000mL，过滤，分装，灭菌。

目标检测

一、选择题

1. 下列关于控制菌的描述哪些是正确的（　　）。

A. 金黄色葡萄球菌血浆凝固酶试验阳性

B. 梭菌是厌氧菌

C. 可采用EMB平板分离大肠埃希菌

D. 沙门菌动力检查阳性

E. 白色念珠菌属于酵母菌，可形成假菌丝

2. 微生物限度的检查标准中局部给药制剂的控制菌应检查（　　）。

A. 大肠埃希菌　　B. 金黄色葡萄球菌　　C. 铜绿假单胞菌

D. 沙门菌　　E. 梭菌

3. 在控制菌的分离培养中，大肠埃希菌在（　　）上形成紫黑色带金属光泽的菌落；沙门菌在（　　）上形成无色透明或半透明的菌落；铜绿假单胞菌在（　　）上形成液化环的菌落；金黄色葡萄球菌在（　　）上形成乳浊圈菌落。

A. EMB平板

B. 溴化十六烷基三甲胺琼脂平板

C. 卵黄氯化钠平板

D. 麦康凯培养基平板

E. 甘露醇氯化钠平板

二、简答题

1. 药品中的控制菌检查包括哪几种？各种类型的药品要检查哪种控制菌？

2. 简述大肠埃希菌的检查是如何进行的。

三、实例分析

有3种细菌，分别属于大肠埃希菌、沙门菌和金黄色葡萄球菌。置于冷藏冰箱中，斜面保存法保存3个月后发现以上菌种的标签不慎失落，需要重新鉴别，简要叙述这3种细菌的判别方法。

第六章　中药饮片微生物限度检查法

中药饮片微生物限度检查法用于检查中药材及中药饮片的微生物污染程度。检查项目包括两大部分：微生物计数（需氧菌总数、霉菌和酵母菌总数、耐热菌总数）和控制菌检查（耐胆盐革兰阴性菌、大肠埃希菌、沙门菌）。本法中的耐热菌系供试液置水浴（98~100℃）30min处理后按需氧菌总数测定方法检出的微生物总称。

中药饮片微生物限度检查的试验环境应符合微生物计数检查的要求。检验全过程必须严格遵守无菌操作，防止再污染，防止污染的措施不得影响供试品中微生物的检出。洁净空气区域、工作台面及环境应定期进行监测。

第一节　微生物计数

一、培养基适用性检查和方法适用性试验

微生物计数中所用培养基需进行培养基适用性检查。

供试品的微生物计数方法应进行方法适用性试验，以确认所采用的方法适合于该产品的微生物计数。当检验程序或产品发生变化可能影响检验结果时，计数方法应重新进行适用性试验。

1.菌种及菌液制备

（1）菌种：试验用菌株的传代次数不得超过5代（从菌种保藏中心获得的干燥菌种为第0代），并采用适宜的菌种保藏技术进行保存，以保证试验菌株的生物学特性。计数培养基适用性检查和计数方法适用性试验用菌株见表6-1。

表6-1　试验菌液的制备和使用

试验菌株	试验菌液的制备	计数培养基适用性检查		计数方法适用性试验	
		需氧菌总数计数	霉菌和酵母菌总数计数	需氧菌总数计数	霉菌和酵母菌总数计数
金黄色葡萄球菌 CMCC（B）26 003	胰酪大豆胨琼脂培养基或胰酪大豆胨液体培养基，培养温度30~35℃，培养时间18~24h	胰酪大豆胨琼脂培养基，培养温度30~35℃，培养时间不超过3天，接种量不大于100cfu		胰酪大豆胨琼脂培养基，培养温度30~35℃，培养时间不超过3天，接种量不大于100cfu	
铜绿假单胞菌 CMCC（B）10 104	胰酪大豆胨琼脂培养基或胰酪大豆胨液体培养基，培养温度30~35℃，培养时间18~24h	胰酪大豆胨琼脂培养基，培养温度30~35℃，培养时间不超过3天，接种量不大于100cfu		胰酪大豆胨琼脂培养基，培养温度30~35℃，培养时间不超过3天，接种量不大于100cfu	
枯草芽孢杆菌 CMCC（B）63 501	胰酪大豆胨琼脂培养基或胰酪大豆胨液体培养基，培养温度30~35℃，培养时间18~24h	胰酪大豆胨琼脂培养基，培养温度30~35℃，培养时间不超过3天，接种量不大于100cfu		胰酪大豆胨琼脂培养基，培养温度30~35℃，培养时间不超过3天，接种量不大于100cfu	
白色念珠菌 CMCC（F）98 001	沙氏葡萄糖琼脂培养基或沙氏葡萄液体培养基，培养温度20~25℃，培养时间2~3天	胰酪大豆胨琼脂培养基，培养温度30~35℃，培养时间不超过5天，接种量不大于100cfu	沙氏葡萄糖琼脂培养基，培养温度20~25℃，培养时间不超过5天，接种量不大于100cfu	胰酪大豆胨琼脂培养基，培养温度30~35℃，培养时间不超过5天，接种量不大于100cfu	沙氏葡萄糖琼脂培养基，培养温度20~25℃，培养时间不超过5天，接种量不大于100cfu
黑曲霉 CMCC（F）98 003	沙氏葡萄糖琼脂培养基或马铃薯葡萄琼脂培养基，培养温度20~25℃，培养时间5~7天或直到获得丰富的孢子	胰酪大豆胨琼脂培养基，培养温度30~35℃，培养时间不超过5天，接种量不大于100cfu	沙氏葡萄糖琼脂培养基，培养温度20~25℃，培养时间不超过5天，接种量不大于100cfu	胰酪大豆胨琼脂培养基，培养温度30~35℃，培养时间不超过5天，接种量不大于100cfu	沙氏葡萄糖琼脂培养基，培养温度20~25℃，培养时间不超过5天，接种量不大于100cfu

注：当需用玫瑰红钠琼脂培养基测定霉菌和酵母菌总数时，应进行培养基适用性检查，检查方法同沙氏葡萄糖琼脂培养基。

（2）菌液制备：按表6-1规定程序培养各试验菌株，取金黄色葡萄球菌、铜绿假单胞菌、枯草芽孢杆菌、白色念珠菌的新鲜培养物，用pH7.0无菌氯化钠蛋白胨缓冲液或0.9%无菌氯化钠溶液制成适宜浓度的菌悬液；取黑曲霉的新鲜培养物加入适量含0.05%（mL/mL）聚山梨酯80的pH7.0无菌氯化钠-蛋白胨缓冲液或含0.05%（mL/mL）聚山梨酯80的0.9%无菌氯化钠溶液，将孢子洗脱。然后，采用适宜的方法吸出孢子悬液至无菌试管内，用含0.05%（mL/mL）聚山梨酯80的pH7.0无菌氯化钠－蛋白胨缓冲液或含0.05%（mL/mL）聚山梨酯80的0.9%无菌氧化钠溶液制成适宜浓度的黑曲霉孢子悬液。

菌液制备后若在室温下放置，应在2h内使用；若保存在2~8℃，可在24h内使用。黑曲霉孢子悬液可保存在2~8℃，在验证过的贮存期内使用。

2.培养基适用性检查

微生物计数用的商品化的预制培养基、脱水培养基或按处方配制的培养基均应进行培养基适用性检查。

按表6-1规定，接种不大于100cfu的菌液至胰酪大豆胨琼脂培养基平板或沙氏葡萄糖琼脂培养基平板，置表6-1规定条件下培养。每一试验菌株平行制备2个平板。同时，用相应的对照培养基替代被检培养基进行上述试验。

被检固体培养基上的菌落平均数与对照培养基上的菌落平均数的比值应在0.5~2范围内，且菌落形态大小应与对照培养基上的菌落一致。

3.方法适用性试验

（1）供试液制备：取供试品，置适量的pH7.0无菌氯化钠－蛋白胨缓冲液，或pH7.2磷酸盐缓冲液，或胰酪大豆胨液体培养基中使成1：10供试液，充分振摇荡洗（不少于15min）或用有隔均质袋处理，取其液体作为供试液。耐热菌总数测定按下法操作：取上述1：10供试液适量，置水浴（98~100℃）30min处理后迅速冷却，作为耐热菌总数测定用供试液。分散力较差的供试品，可在稀释液中加入表面活性剂如0.1%（mL/mL）聚山梨酯80，使供试品分散均匀。若需要，调节供试液pH值至6~8。然后用同一稀释液将供试液进一步10倍系列稀释。供试液从制备至加入检验用培养基，不得超过1h。

（2）接种和稀释：按表6-1规定及下列要求进行供试液的接种和稀释，制备微生物回收试验用供试液。所加菌液的体积应不超过供试液体积的1%。一般选择最低稀释级的供试液进行计数方法适用性试验。若供试品污染的微生物数较多，低稀释级供试液可能影响微生物回收结果，因此，应选择低微生物污染的样品或选择适宜稀释级的供试液进行方法适用性试验。

试验组：取上述制备好的供试液，加入试验菌液，混匀，使每1mL供试液加菌量不大于100cfu。

供试品对照组：取制备好的供试液，以稀释液代替菌液同试验组操作。

菌液对照组：取相应稀释液替代供试液，按试验组操作加入试验菌液并进行微生物回收试验。

供试品中微生物的回收：计数方法适用性试验用的各试验菌应逐一进行微生物回收试验。微生物的回收一般采用平皿法。每株试验菌每种培养基至少制备2个平板，以算术平均值作为计数结果。

取上述“试验组”制备的供试液1mL，置直径90mm的无菌平皿中，注入15~20mL温度不超过45℃熔化的胰酪大豆胨琼脂或沙氏葡萄糖琼脂培养基，混匀，凝固，倒置培养。若使用直径较大的平皿，培养基的用量应相应增加。按规定的条件培养、计数。同法测定供试品对照组及菌液对照组菌数。计算各组平均菌落数。

结果判断：计数方法适用性试验中，试验组菌落数减去供试品对照组菌落数的值与菌液对照组菌落数的比值应在0.5~2范围内。若各试验菌的回收试验均符合要求，按照所用的供试液制备方法及计数方法进行该供试品的需氧菌总数、霉菌和酵母菌总数及耐热菌总数计数。若因供试品抗菌活性或溶解性较差等原因导致试验菌的回收试验不符合要求，将供试液进行进一步的稀释或采用其他适宜的方法处理，重新进行方法适用性试验。

二、供试品检查

1.抽样量

除另有规定外，参照药材和饮片取样法（药典通则0211）抽取试验样品，大包装饮片每批抽取100~500g，混匀；独立小包装饮片按装量抽取100~500g的包装数。

2.检验量

即一次试验所用的供试品量（g或mL）。除另有规定外，中药饮片的检验量为25g或25mL。贵重品种或密度较小品种（如金银花、穿心莲、夏枯草）等可酌减，如10g或10mL。

3.供试品的检查

供试品的需氧菌总数、霉菌和酵母菌总数及耐热菌总数测定一般采用平皿法。用胰酪大豆胨琼脂培养基测定需氧菌总数和耐热菌总数，用沙氏葡萄糖琼脂培养基测定霉菌和酵母菌总数。

4.阴性对照试验

以稀释液代替供试液进行阴性对照，阴性对照试验应无菌生长。如果阴性对照有菌生长，应进行偏差调查。

5.供试液制备

除另有规定外，取规定量供试品，按计数方法适用性试验确认的方法进行供试液制备，并进行10倍系列稀释。

供试品检查按方法适用性试验确认的菌数测定方法，取上述供试品系列稀释液2~3级进行菌数测定，每稀释级每种培养基至少制备2个平板。

6.培养和计数

除另有规定外，胰酪大豆胨琼脂培养基平板在30~35℃培养3~5天，沙氏葡萄糖琼脂培养基平板在20~25℃培养5~7天，观察菌落生长情况，点计平板上生长的所有菌落数，计数并报告。菌落蔓延生长成片的平板不宜计数。点计菌落数后，计算各稀释级供试液的平均菌落数，按菌数报告规则报告菌数。若同稀释级两个平板的菌落数平均值不小于15，则两个平板的菌落数不能相差1倍或以上。

需氧菌总数是指胰酪大豆胨琼脂培养基上生长的总菌落数（包括真菌菌落数）；霉菌和酵母菌总数是指沙氏葡萄糖琼脂培养基上生长的总菌落数（包括细菌菌落数）。

若因沙氏葡萄糖琼脂培养基上生长的细菌使霉菌和酵母菌的计数结果不符合微生物限度要求，可使用含抗生素（如氯霉素、庆大霉素）的沙氏葡萄糖琼脂培养基或其他选择性培养基（如玫瑰红钠琼脂培养基）进行霉菌和酵母菌总数测定。使用选择性培养基时，应进行培养基适用性检查。

7.菌数报告规则

需氧菌总数及耐热菌测定宜选取平均菌落数小于300cfu的稀释级，霉菌和酵母菌总数测定宜选取平均菌落数小于100cfu的稀释级，作为菌数报告的依据。取最高的平均菌落数，计算1g或1mL供试品中所含的微生物数，取两位有效数字报告。

如各稀释级的平板均无菌落生长，或仅最低稀释级的平板有菌落生长，但平均菌落数小于1时，以<1乘以最低稀释倍数的值报告菌数。

第二节　控制菌检查

一、培养基适用性检查和方法适用性试验

供试品控制菌检查中所使用的培养基应进行适用性检查。

供试品的控制菌检查方法应进行方法适用性试验，以确认所采用的方法适合于该产品的控制菌检查。若检验程序或产品发生变化可能影响检验结果，控制菌

检查方法应重新进行适用性试验。

1. 菌种及菌液制备

（1）菌种：试验用菌株的传代次数不得超过5代（从菌种保藏中心获得的干燥菌种为第0代），并采用适宜的菌种保藏技术进行保存，以保证试验菌株的生物学特性。所用菌种包括：

金黄色葡萄球菌［CMCC（B）26 003］

铜绿假单胞菌［CMCC（B）10 104］

大肠埃希菌［CMCC（B）44 102］

乙型副伤寒沙门菌［CMCC（B）50094］

（2）菌液制备：将金黄色葡萄球菌、铜绿假单胞菌、大肠埃希菌、沙门菌分别接种于胰酪大豆胨液体培养基中或胰酪大豆胨琼脂培养基上，30~35℃培养18~24h。上述培养物用pH7.0无菌氯化钠-蛋白胨缓冲液或0.9%无菌氯化钠溶液制成适宜浓度的菌悬液。

菌液制备后若在室温下放置，应在2h内使用；若保存在2~8℃，可在24h内使用。

2. 培养基适用性检查

控制菌检查用的商品化的预制培养基、脱水培养基或按处方配制的培养基均应进行培养基的适用性检查。

控制菌检查用培养基的适用性检查项目包括促生长能力、抑制能力及指示特性的检查。各培养基的检查项目及所用的菌株见表6-2。

表6-2　控制菌检查用培养基的促生长能力、抑制能力和指示特性

控制菌检查	培养基	特性	试验菌株
耐胆盐革兰阴性菌	肠道菌增菌液体培养基	促生长能力	大肠埃希菌、铜绿假单胞菌
		抑制能力	金黄色葡萄球菌
	紫红胆盐葡萄糖琼脂培养	促生长能力+指示特性	大肠埃希菌、铜绿假单胞菌
大肠埃希菌	麦康凯液体培养基	促生长能力	大肠埃希菌
		抑制能力	金黄色葡萄球菌
	麦康凯琼脂培养基	促生长能力+指示特性	大肠埃希菌
沙门菌	RV沙门菌增菌液体培养基	促生长能力	乙型副伤寒沙门菌
		抑制能力	金黄色葡萄球菌
	木糖赖氨酸脱氧胆酸盐琼脂培养基	促生长能力+指示特性	乙型副伤寒沙门菌
	三糖铁琼脂培养基	指示能力	乙型副伤寒沙门菌

（1）液体培养基促生长能力检查：分别接种不大于100cfu的试验菌（见表6-2）于被检培养基和对照培养基中，在相应控制菌检查规定的培养温度及不大于规定的最短培养时间下培养，与对照培养基管比较，被检培养基管试验菌应生长良好。

（2）固体培养基促生长能力检查：用涂布法分别接种不大于100cfu的试验菌（见表6-2）于被检培养基和对照培养基平板上，在相应控制菌检查规定的培养温度及不大于规定的最短培养时间下培养，被检培养基与对照培养基上生长的菌落大小、形态特征应一致。

（3）培养基抑制能力检查：接种不少于100cfu的试验菌（见表6-2）于被检培养基和对照培养基中，在相应控制菌检查规定的培养温度及不小于规定的最长培养时间下培养，试验菌应不得生长。

（4）培养基指示特性检查：用涂布法分别接种不大于100cfu的试验菌（见表6-2）于被检培养基和对照培养基平板上，在相应控制菌检查规定的培养温度及不大于规定的最短培养时间下培养，被检培养基上试验菌生长的菌落大小、形态特征、指示剂反应情况等应与对照培养基一致。

3.控制菌检查方法适用性试验

（1）供试液制备：按下列“供试品检查”中的规定制备供试液。

（2）试验菌：根据各品种项下微生物限度标准中规定检查的控制菌选择相应试验菌株，确认耐胆盐革兰阴性菌检查方法时，采用大肠埃希菌和铜绿假单胞菌为试验菌。

（3）适用性试验：取规定量供试液及不大于100cfu的试验菌接入规定的培养基中，依相应的控制菌检查方法，在规定的温度和最短时间下培养，应能检出相应控制菌。

（4）结果判断：上述试验若检出相应控制菌，按此供试液制备法和控制菌检查方法进行供试品检查，否则，应采用适宜的方法（如培养基稀释或薄膜过滤方法）消除供试品的抑菌活性，并重新进行方法适用性试验。

二、供试品检查

供试品的控制菌检查应按经方法适用性试验确认的方法进行。

阳性对照试验：阳性对照试验方法同供试品的控制菌检查，对照菌的加量应不大于100cfu。阳性对照试验应检出相应的控制菌。

阴性对照试验：以稀释剂代替供试液按照相应控制菌检查法检查，阴性对照试验应无菌生长。如果阴性对照有菌生长，应进行偏差调查。

1.耐胆盐革兰阴性菌

（1）供试液制备和预培养：取供试品，用胰酪大豆胨液体培养基作为稀释剂照上述“微生物计数”中“方法适用性试验”项下制成1：10供试液，混匀，在20~25℃培养，培养时间应使供试品中的细菌充分恢复但不增殖（约2h）。

（2）选择和分离培养：取相当于0.1g、0.01g和0.001g（或其他适宜的连续3级稀释液）供试品的预培养物分别接种至适宜体积（经方法适用性试验确定）的肠道菌增菌液体培养基中，供试液加入量不得超过培养基体积的10%，30~35℃培养24~48h。上述每一培养物分别划线接种于紫红胆盐葡萄糖琼脂培养基平板上，30~35℃培养18~24h。

（3）结果判断：若紫红胆盐葡萄糖琼脂培养基平板上有菌落生长，则对应培养管为阳性，否则为阴性。根据各培养管检查结果，从表6-3查1g或1mL供试品中含有耐胆盐革兰阴性菌的可能菌数。

表6-3　耐胆盐革兰阴性菌的可能菌数（*N*）

各供试品量的检查结果			每1g（或1mL）供试品中可能的菌数/cfu
0.1g或0.1mL	0.01g或0.01mL	0.001g或0.001mL	
+	+	+	$N>10^3$
+	+	–	$10^2<N<10^3$
+	–	–	$10<N<10^2$
–	–	–	$N<10$

注：1.“+”代表紫红胆盐葡萄糖琼脂平板上有菌落生长；“–”代表紫红胆盐葡萄糖琼脂平板上无菌落生长。
2.若供试品量减少10倍（如0.01g或0.01mL，0.001g或0.001mL，0.0001g或0.0001mL），则每1g供试品中可能的菌数（*N*）应相应增加10倍。

2.大肠埃希菌

（1）供试液制备和增菌培养：取供试品，按照上述“微生物计数”中“方法适用性试验”项下制成1：10供试液。取相当于1g供试品的供试液，接种至适宜体积（经方法适用性试验确定）的胰酪大豆胨液体培养基中，供试液加入量不超过培养基体积的10%，混匀，30~35℃培养18~24h。

（2）选择和分离培养：取上述培养物1mL接种至100mL麦康凯液体培养基中，42~44℃培养24~48h。取麦康凯液体培养物划线接种于麦康凯琼脂培养基平板上，30~35℃培养18~72h。

（3）结果判断：若麦康凯琼脂培养基平板上有菌落生长，应进行分离、纯化及适宜的鉴定试验，确证是否为大肠埃希菌；若麦康凯琼脂培养基平板上没有菌落生长，或虽有菌落生长但鉴定结果为阴性，判供试品未检出大肠埃希菌。

3.沙门菌

（1）供试液制备和增菌培养：取10g供试品直接或处理后接种至适宜体积（经方法适用性试验确定）的胰酪大豆胨液体培养基中，混匀，30~35℃培养18~24h。

（2）选择和分离培养：取上述培养物0.1mL接种至10mL RV沙门菌增菌液体培养基中，30~35℃培养18~24h。取少量RV沙门菌增菌液体培养物划线接种于木糖赖氨酸脱氧胆酸盐琼脂培养基平板上，30~35℃培养18~48h。

沙门菌在木糖赖氨酸脱氧胆酸盐琼脂培养基平板上生长良好，菌落为淡红色或无色、透明或半透明、中心有或无黑色。用接种针挑选疑似菌落于三糖铁琼脂培养基高层斜面上进行斜面和高层穿刺接种，培养18~24h，或采用其他适宜方法进一步鉴定。

（3）结果判断：若木糖赖氨酸脱氧胆酸盐琼脂培养基平板上有疑似菌落生长，且三糖铁琼脂培养基的斜面为红色、底层为黄色，或斜面为黄色、底层为黄色或黑色，应进一步进行适宜的鉴定试验，确证是否为沙门菌。如果平板上没有菌落生长，或虽有菌落生长但鉴定结果为阴性，或三糖铁琼脂培养基的斜面未见红色、底层未见黄色；或斜面为黄色、底层未见黄色或黑色，判供试品未检出沙门菌。

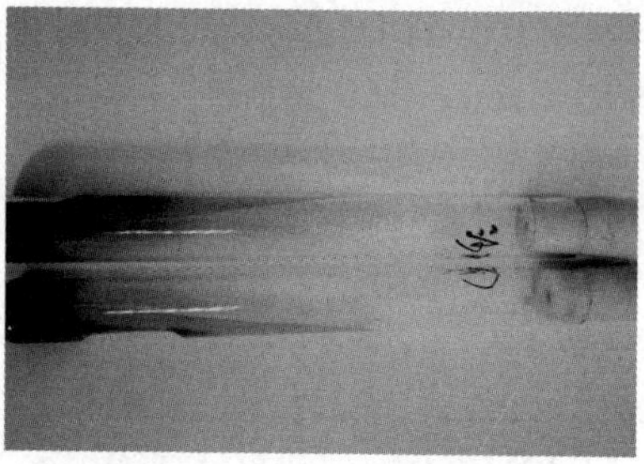

图6-1　沙门菌（三糖铁）

三、结果判断

各品种项下规定的微生物限度标准解释如下：

10^1cfu：可接受的最大菌数为50；

10^2cfu：可接受的最大菌数为500；

10^3cfu：可接受的最大菌数为5000；

10^4cfu：可接受的最大菌数为50000；以此类推。

供试品检出控制菌或其他致病菌时，按一次检出结果为准，不再复试。

若供试品的需氧菌总数、霉菌和酵母菌总数、耐热菌总数、控制菌检查结果均符合该品种项下的规定，判供试品符合规定；若其中任何一项不符合该品种项下的规定，判供试品不符合规定。

第七章　GMP中洁净室（区）尘粒数和微生物数的监测

GMP即药品生产质量管理规范，是当今国际社会通行的药品生产必须遵循的基本准则，是全面质量管理的重要组成部分。GMP要求药品生产企业在产品暴露的操作区域（洁净区）的空气洁净级别要符合工艺规定，即从操作环境中去除微生物和尘粒，防止微生物和尘粒在调配、分装过程中进入最终产品。生产环境的微生物和尘粒数的监测成为确保产品控制微生物污染的重要环节。特别是不能采用终端灭菌处理的产品（例如蛋白质类等）和不含防腐剂的产品，合理控制生产环境变得更为重要。

为此，国家质量监督检验检疫总局和国家标准化管理委员会发布了医药工业洁净室（区）悬浮粒子、沉降菌和浮游菌测试的国家标准——GB/T 16292—2010、GB/T 16293—2010、GB/T 16294—2010（代替GB/T 16292—1996、GB/T 16293—1996、GB/T 16294—1996），该标准于2011年2月1日起正式实施并沿用至今，与国际标准ISO 14644-1—2015同时使用。GMP洁净室（区）尘粒数和微生物监测项目包括悬浮粒子、沉降菌及浮游菌。

第一节　概述

一、基本概念

（1）洁净室（区）：指对尘粒及微生物污染规定需进行环境控制的房间或区域。其建筑结构、装备及其使用均具有减少对该区域内污染源的介入、产生和滞留的功能。其他相关参数如温度、湿度、压力等也需要控制。

（2）局部空气净化：仅使室内工作区域或特定局部空间的空气中含悬浮粒子浓度等参数达到规定的空气洁净级别的方式。

（3）菌落：系微生物培养后，由1个或几个微生物繁殖而形成的微生物集落，简称cfu。通常用个数表示。

（4）浮游菌：用本标准提及的方法收集悬浮在空气中的活微生物粒子，通过专门的培养基，在适宜的生长条件下繁殖到可见的菌落数。

（5）浮游菌浓度：单位体积空气中含浮游菌菌落数的多少，以计数浓度表示，单位是个/m^3或个/L。

（6）悬浮粒子：用于空气洁净度分级的空气悬浮粒子尺寸范围在0.1~1000μm的固体和液体粒子。对于悬浮粒子测量仪，1个微粒球的面积或体积产生1个响应值，不同的响应值等价于不同的微粒直径。

（7）沉降菌：用本标准提及的方法收集空气中的活微生物粒子，通过专门的培养基，在适宜的生长条件下繁殖到可见的菌落数。

（8）沉降菌菌落数：规定时间内每个平板培养皿收集到空气中沉降菌的数目，以个/皿表示。

（9）洁净度：以洁净环境内单位体积空气中含大于或等于某一粒径悬浮粒子的统计数量来区分的洁净程度。

（10）单向流：沿单一方向呈平行流线并且与气流方向垂直的断面上风速均匀的气流。与水平面垂直的叫垂直单向流，与水平面平行的叫水平单向流。

（11）非单向流：具有多个通路循环特性或气流方向不平行的气流。

（12）空态：洁净室（区）在洁净空气调节系统已安装完毕且功能完备的情况下，但是没有生产设备、原材料或人员的状态。

（13）静态：①静态a：洁净室（区）在净化空气调节系统已安装完毕且功能完备的情况下，洁净室（区）内没有生产人员的状态；②静态b：洁净室（区）在生产操作全部结束，生产操作人员撤离现场并经过20min自净后。

（14）动态：洁净室（区）已处于正常状态，设备在指定的方式下进行，并且由指定的人员按照操作规范操作。

（15）置信上限（95%UCL）：从正态分布抽样得到的实际均值按给定的置信度（此处为95%）计算得到的估计上限将大于此实际均值，则称计算得到的这一均值估计上限为置信上限。

（16）洁净工作台：一种工作台或者与之类似的一个封闭围挡工作区。其特点是自身能够供给经过过滤的空气或气体，按气流形式分为垂直单向工作台、水平单向工作台等。

（17）纠偏限度：对于受控的洁净室（区），由使用者自行设定微生物含量等级.当检测结果超过该等级时，应启动监测程序对该区域的微生物污染情况立即进行跟踪。

（18）警戒限度：对于受控的洁净室（区），由使用者自行设定一个微生物含量等级，从而给定了一个与正常状态相比最早警戒的偏差值。当超过该最早警戒的偏差值时，应启动保证工艺或环境不受影响的程序及相关措施。

二、空气洁净度标准

空气洁净度是指洁净环境中空气的（微粒）程度。含尘浓度高则洁净度低，含尘浓度低则洁净度高。在空气洁净度的测定中，一般都认为尘粒数少的洁净室，微生物含量也少，因此各国都以尘粒数和微生物含量作为空气洁净度的监测指标。不同洁净度级别，允许存在的尘粒数和微生物含量也不同。制药工业为减少微生物污染，各工序、各品种采用不同的洁净度级别。

根据GMP实施要求，我国药品生产所需洁净室（区）划分为A、B、C和D四个等级。各级别空气悬浮粒子及微生物的标准规定见表7-1、表7-2和表7-3。

表7-1 药品生产所需各级别洁净区的微生物标准

洁净度级别	浮游菌/（cfu/m^3）	沉降菌90mm/（cfu/4h）	表面微生物	
			接触碟55mm/（cfu/碟）	5指手套/（cfu/手套）
A级	<1	<1	<1	<1
B级	10	5	5	5
C级	100	50	25	—
D级	200	100	50	—

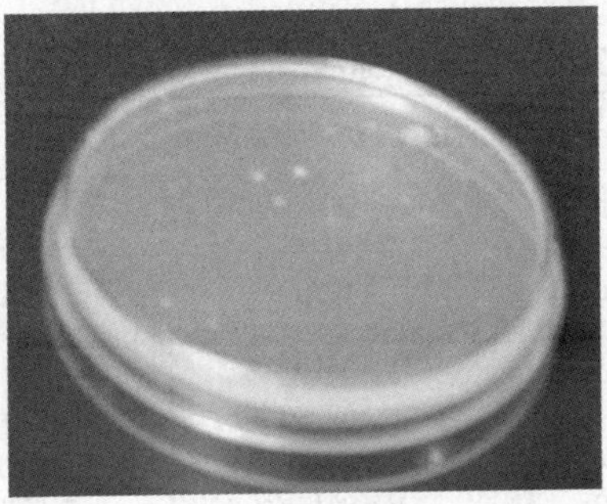

图7-1 表面皿

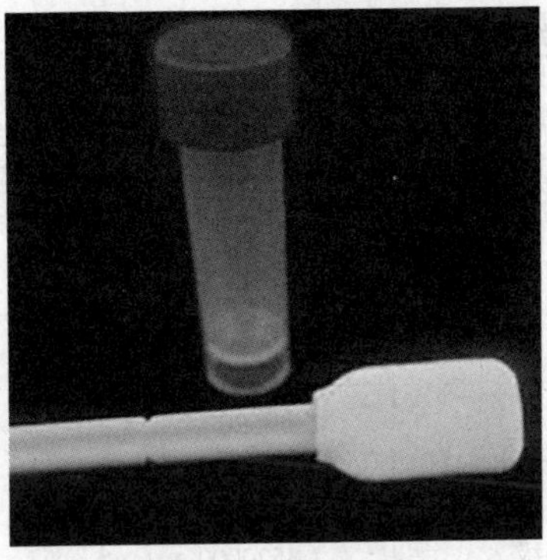

图7-2 擦拭棉球

表7-2 根据洁净区的悬浮粒子浓度划分空气洁净度的ISO等级

ISO等级序数（N）	大于等于表中被考虑粒径的粒子最大允许浓度/（个/m^3）[a]					
	0.1μm	0.2μm	0.3μm	0.5μm	1μm	5μm
1	10[b]	d	d	d	d	e
2	100	24[b]	10[b]	d	d	e
3	1000	237	102	35[b]	d	e
4	10000	2370	1020	3520	83[b]	20
5	100000	23700	10200	3520	832	29
6	1000000	237000	102000	35200	8320	293
7	c	c	c	352000	83200	2930
8	c	c	c	3520000	832000	29300
9[g]	c	c	c	35200000	8320000	293000

a：此表中所有浓度是累积起来的；

b：这些浓度需要大的取样体积，可以应用顺序采样法；

c：极高粒子的浓度限值并不适用于此表范围；

d：低浓度粒子的取样和统计局限性与等级不适宜；

e：由于取样系统存在潜在的粒子损失，对于粒径大于1μm的粒子，样品收集局限性与分级不适宜；

g：此等级仅适合于运行中状态。

其中，A级为高风险操作区，如灌装区、放置胶塞桶和与无菌制剂直接接触的敞口包装容器的区域及无菌装配或连接操作的区域，应当用单向流操作台（罩）维持该区的环境状态。单向流系统在其工作区域必须均匀送风，风速为0.36~0.54m/s（指导值）。应当有数据证明单向流的状态并经过验证。在密闭的隔离操作器或手套箱内，可使用较低的风速。B级指无菌配制和灌装等高风险操作A级洁净区所处的背景区域。C级和D级指无菌药品生产过程中重要程度较低操作步骤的洁净区。

表7-3 各洁净级别空气悬浮粒子标准

洁净度级别	悬浮粒子最大允许浓度/（个/m^3）			
	静态		动态	
	≥0.5μm	≥5μm	≥0.5μm	≥5μm
A级	3520	20	3520	20
B级	3520	29	352000	2900
C级	352000	2900	3520000	29000
D级	3520000	29000	不做规定	不做规定

第二节　空气洁净度的测试方法

一、悬浮粒子的测定

（一）测试依据

依据《中华人民共和国国家标准医药工业洁净室（区）悬浮粒子测试方法》（GB/T 16292—2010）。本标准适用于医药工业洁净室和洁净区、无菌室或局部空气净化区域（包括洁净工作台）的空气悬浮粒子测试和环境验证。

需要强调的是，本标准仅规定测试方法，不对洁净室（区）洁净等级进行评定，这是与GB/T 16292—1996的主要区别之一。

（二）测试仪器

悬浮粒子的测试主要采用粒子计数器，包括光散射尘埃粒子计数器、激光粒子计数器和离散大粒子计数器。粒子计数器的工作原理：光散射粒子计数器是利用空气中的悬浮粒子在光的照射下产生散射现象，散射光的强度与粒子的表面积成正比。激光粒子计数器是利用空气中的悬浮粒子在激光束的照射下产生衍射现象，衍射光的强度与粒子的体积成正比。

粒子计数器使用时必须按照测试仪器的检定周期，定期对测试仪器做检定。应使用检定合格且在使用有效期内的仪器。测试仪器在未进入被测区域时，需先清洁表面，或在相应的洁净室内准备和存放（用保护罩或其他适当的外罩保护仪器）。使用仪器时应严格按照仪器说明书操作：

（1）仪器开机预热至稳定后，方可按说明书的规定对仪器进行校正。

（2）采样管口置采样点采样时，在确认计数稳定后方可开始连续读数。

（3）采样管必须干净，严禁渗漏。

（4）采样管的长度应根据仪器的允许长度而定。除另有规定外，长度不得大于1.5m。

（5）尘埃计数器采样口和仪器工作位置应处在同一气压和温度下，以免产生测量误差。

（三）测试方法

洁净区（室）悬浮粒子采用计数浓度法测试，即通过测定洁净区环境内单位体积空气中含大于或等于某粒径的悬浮粒子数，来评定洁净室（区）悬浮粒子洁净度等级。

（四）测试规则

1.测试条件

洁净室（区）的温度、湿度应与生产及工艺要求相适应，如无特殊要求，温度控制在18~26℃，相对湿度控制在45%~65%之间为宜。同时满足测试仪器的使用范围。

2.测试状态

空态、静态和动态均可进行测试。空态、静态测试时，室内测试人员不得多于2人。测试报告中应标明所采用的状态和室内测试人员数。

3.测试时间

在空态、静态测试时，对单向流洁净室（区）而言，测试应在净化空气调节系统正常运行时间不少于10min后开始；对非单向流洁净室（区），测试应在净化空气调节系统正常运行时间不少于30min后开始。在动态测试时，则须记录生产开始的时间及测试时间。

（五）测试步骤

1.采样

在空态或静态测试时，悬浮粒子采样点数目及其布置应力求均匀，并不得少于最少采样点数目。在动态测试时，悬浮粒子采样点数目及其布置应根据产品的生产及工艺关键操作区设置。

（1）最少采样点数目：最少采样点数目可以查表7-4确定。

表7-4　最少采样点数目

面积S/m^2（小于或等于）	最少采样点数目
2	1
4	2
6	3
8	4
10	5
24	6

续表

面积S/m^2（小于或等于）	最少采样点数目
28	7
32	8
36	9
52	10
56	11
64	12
68	13
72	14
76	15
104	16
116	18
148	19
156	20

注：面积处于两者之间的，取两者之间的最大值。

（2）采样点的布置：采样点一般在离地面0.8m高度的水平面上均匀布置。采样点多于5点时，也可以在离地面0.8~1.5m高度的区域内分层布置，但每层不少于5点。还可根据需要在生产及工艺关键操作区增加采样点。采样布置应均匀分布。A级单向流区域、洁净工作台或局部空气净化设施的采样点宜布置在正对气流方向的工作面上，均匀分布。

（3）采样次数的限定：对任何小洁净室（区）或局部空气净化区域，采样点的数目不得少于2个，总采样次数不得少于5次。每个采样点的采样次数可以多于1次，且不同采样点的采样次数可以不同。

（4）采样量：不同洁净度级别，采样量不同，具体见表7-5。

表7-5　不同洁净度级别每次最小的采样量

洁净度级别	采样量/（L/次）	
	≥0.5μm	≥5μm
A	5.66	8.5
B	2.83	8.5
C	2.83	8.5
D	2.83	8.5

注：每个取样点的取样量至少为2L，取样时间至少1min。

2.结果评定

判断悬浮粒子洁净度级别应依据下述两个条件：①每个采样点的平均粒子浓度必须不大于规定的级别界限，即A≤级别界限；②全部采样点的粒子浓度平均值的95%置信上限必须不大于规定的级别界限，即UCL≤级别界限。

（六）注意事项

（1）在确认洁净室（洁净区）压差达到要求后，方可进行采样。对于单向流洁净室，尘埃计数器采样管口朝向应正对气流方向；对于非单向流洁净室，采样管口垂直向上。

（2）当采样点与设备重叠时，可取消该采样点（在保证最少采样点数目的前提下）或将采样点设在设备的上风侧。

（3）布置采样点时，应避开回风口。

（4）采样时测试人员应站在采样口的下风侧。

（5）为确认A级洁净区的级别，每个采样点的采样量不得少于1m^3。A级洁净区空气悬浮粒子的级别为ISO4，B级洁净区（静态）的空气悬浮粒子的级别为ISO5，同时包括表中两种粒径的悬浮粒子。对于C级洁净区（静态和动态）而言，空气悬浮粒子的级别分别为ISO7和ISO8。对于D级洁净区（静态），空气悬浮粒子的级别为ISO8。测试方法可参照ISO 14644—1。

（6）在确认级别时，应当使用采样管较短的便携式尘埃粒子计数器，避免≥5.0μm悬浮粒子在远程采样系统的长采样管中沉降。在单向流系统中，应当采用等动力学的取样头。

（7）动态测试可在常规操作、培养基模拟灌装过程中进行，证明达到动态的洁净度级别，但培养基模拟灌装试验要求在“最差状况”下进行动态测试。

（七）日常监测

应当按以下要求对洁净区的悬浮粒子进行日常动态监测：

（1）根据洁净度级别和空气净化系统确认的结果及风险评估，确定取样点的位置并进行日常动态监控。

（2）在关键操作的全过程中，包括设备组装操作，应当对A级洁净区进行悬浮粒子监测。生产过程中的污染（如活生物、放射危害）可能损坏尘埃粒子计数器时，应当在设备调试操作和模拟操作期间进行测试。A级洁净区监测的频率及取样量，应能及时发现所有人为干预、偶发事件及任何系统的损坏。灌装或分装时，由于产品本身产生粒子或液滴，允许灌装点≥5.0μm的悬浮粒子出现不符合标准的情况。

（3）在B级洁净区可采用与A级洁净区相似的监测系统。可根据B级洁净区对相邻A级洁净区的影响程度，调整采样频率和采样量。

（4）悬浮粒子的监测系统应当考虑采样管的长度和弯管的半径对测试结果的影响。

（5）日常监测的采样量可与洁净度级别和空气净化系统确认时的空气采样量不同。

（6）在A级洁净区和B级洁净区，连续或有规律地出现少量≥5.0μm的悬浮粒子时，应当进行调查。

（7）生产操作全部结束、操作人员撤出生产现场并经15~20min（指导值）自净后，洁净区的悬浮粒子应当达到表中的“静态”标准。

（8）应当按照质量风险管理的原则对C级洁净区和D级洁净区（必要时）进行动态监测。监控要求以及警戒限度和纠偏限度可根据操作的性质确定，但自净时间应当达到规定要求。

（9）应当根据产品及操作的性质制订温度、相对湿度等参数，这些参数不应对规定的洁净度造成不良影响。

（八）悬浮粒子测试报告

从每一个洁净室（区）得来的测试结果应当被记录。测试报告应包括以下内容：测试者的名称和地址、测试日期、测试依据、被测洁净室（区）的平面位置（必要时标注相邻区域的平面位置）、悬浮粒子的粒径、有关测试仪器及其方法的描述（包括测试环境条件、采样点数目以及布置图、测试次数、采样流量，或可能存在的测试方法的变更、测试仪器的检定证书等；若为动态测试，则还应记录现场操作人员数量及位置、现场运转设备数量及位置）、测试结果（包括所有统计计算资料）。检验报告样表格式参见表7-6。

表7-6　悬浮粒子测试记录

<table>
<tr><td>被测试单位</td><td colspan="2"></td><td>静压差/Pa</td><td></td></tr>
<tr><td>环境温度/℃</td><td colspan="2"></td><td>相对湿度/%</td><td></td></tr>
<tr><td>测试状态</td><td colspan="2"></td><td>人员情况</td><td></td></tr>
<tr><td>测试项目</td><td colspan="4">悬浮粒子</td></tr>
<tr><td>测试依据</td><td colspan="4">GB/T 16292—2010</td></tr>
<tr><td>测试时间</td><td colspan="2"></td><td>报告时间</td><td></td></tr>
<tr><td colspan="5">测试结果</td></tr>
<tr><td rowspan="2">区域</td><td rowspan="2">编号</td><td rowspan="2">洁净度级别</td><td colspan="2">悬浮粒子</td></tr>
<tr><td>≥0.5μm（粒/m³）</td><td>≥5μm（粒/m³）</td></tr>
<tr><td></td><td></td><td></td><td></td><td></td></tr>
<tr><td></td><td></td><td></td><td></td><td></td></tr>
<tr><td></td><td></td><td></td><td></td><td></td></tr>
<tr><td>测试结论：</td><td colspan="4"></td></tr>
</table>

复核人：　　　　　　　　　　检验人：

二、沉降菌的测定

（一）测试依据

依据《中华人民共和国国家标准医药工业洁净室（区）沉降菌测试方法》（GB/T 16294—2010）。

（二）测试方法

采用沉降法，即通过自然沉降原理收集在空气中的生物粒子于培养基平皿，经若干时间，在适宜的条件下让其繁殖到可见的菌落进行计数，以平板培养皿中的菌落数来判定洁净环境内的活微生物数，并以此来评定洁净室（区）的洁净度。具体操作为：把经过灭菌的琼脂培养基平板开盖搁置在洁净室（区）内一定时间，捕集落在平板上的微生物粒子，然后进行培养，计算其形成的菌落。

沉降法最大的特点是直接测出落下菌引起的污染，不需要专门的设备和电源，在某个范围内测量，可测出一定范围内的污染过程。

（三）测试仪器

1.培养皿

一般采用90mm × 15mm规格的培养皿。

2.培养基

大豆酪蛋白琼脂培养基（TSA）或沙氏培养基（SDA）或其他用户认可并经验证了的培养基。TSA（表7–7）和SDA（表7–8）及配制方法如下。

（1）TSA的配方：

表7–7　TSA的配方

组成成分	含量
酪蛋白胰酶消化物	15g
大豆粉木瓜蛋白酶消化物	5g
琼脂	15g
氯化钠	5g
纯化水	1000mL

取除琼脂外的上述成分，混合，微热溶解，调节pH值使灭菌后为7.3 ± 0.2，加入琼脂，加热熔化后，分装，灭菌，冷却至约60℃，在无菌操作要求下倾注约20mL至无菌平皿（90mm）中。加盖后在室温放至凝固。

（2）SDA的配方

表7-8　SDA的配方

组成成分	含量
葡萄糖	40g
酪蛋白胰酶消化物、动物组织的胃酶消化物等量混合	10g
琼脂	15g
纯化水	1000mL

取除琼脂外的上述成分，混合，微热溶解，调节pH值使灭菌后为5.6 ± 0.2，加入琼脂，加热熔化后，分装，灭菌，冷却至约60℃，在无菌操作要求下倾注约20mL至无菌平皿（90mm）中。加盖后在室温放至凝固。

制备好的培养基平皿宜在2~8℃保存，一般以1周为宜，或按厂商提供的标准执行。

采用适宜方法在平皿上做好培养基的名称、制备日期记录的标记。

3.恒温培养箱

必须定期对恒温培养箱进行校验。

4.高压蒸汽灭菌器

用于培养基表面的消毒。

（四）测试规则

1.测试状态

静态和动态两种状态均可进行测试。静态测试时，室内测试人员不得多于2人。沉降菌测试前，被测洁净室（区）由使用者决定是否需要预先消毒。测试报告中应标明测试时所采用的状态和室内测试人员数。

2.测试条件

在测试之前，要对洁净室（区）相关参数进行预先测试，这类测试将会提供测试沉降菌的环境条件。如洁净室（区）的温度和相对湿度应与其生产及工艺要求相适应（无特殊要求时，温度在18~26℃，相对湿度在45%~65%为宜）。

3.测试时间

在静态a测试时，对单向流洁净室（区）而言，测试宜在净化空气调节系统正常运行时间不少于10min后开始；对非单向流洁净室（区），测试宜在净化空气调节系统正常运行时间不少于30min后开始。在静态b测试时，对单向流洁净室（区），测试宜在生产操作人员撤离现场并经过10min自净后开始；对非单向流洁净（区），测试宜在生产操作人员撤离现场并经过20min自净后开始。在动态测试时，须记录生产开始的时间以及测试时间。

（五）测试步骤

1.消毒

测试前每个培养基表面必须严格消毒，以保证无菌。

2.采样

将已制备好的培养皿按采样点布置图逐个放置，然后从里到外逐个打开培养皿盖，使培养基表面暴露在空气中。静态测试时，培养皿暴露时间为30min以上，动态测试时，培养皿暴露时间为不大于4h。

（1）最少采样点数目：沉降菌测试的最少采样点数目可参考悬浮粒子测试方法。

（2）采样点的位置：沉降菌测试的采样点的位置可参考悬浮粒子测试方法。

（3）最少培养皿数：在满足最少采样点数目的同时，还宜满足最少培养皿数（表7-9）。

表7-9 最少培养皿数

洁净度级别	所需90mm培养皿数
A	14
B	2
C	2
D	2

（4）采样次数：每个采样点一般采样1次。

3.培养

全部采样结束后，将培养皿倒置于恒温培养箱中培养。采用大豆酪蛋白琼脂培养基（TSA）配制的培养皿经采样后，在30~35℃培养箱中培养，时间不少于5天；采用沙氏培养基（SDA）配制的培养基经采样后，在20~25℃培养箱中培养，时间不少于7天。每批培养基应有对照试验，检验培养基本身是否污染。可每批选定3只培养皿作对照培养。

4.菌落计数

用肉眼对培养皿上所有的菌落直接计数、标记或在菌落计数器上点计，然后用5~10倍放大镜检查有否遗漏。若平板上有2个或2个以上的菌落重叠，可分辨时仍以2个或2个以上菌落计数。

5.结果计算

用计数方法得出各个培养皿的菌落数，然后计算平均菌落数。

6.结果评定

用平均菌落数判断洁净室（区）空气中的微生物。每个测试点的平均菌落数必须低于所选定的评定标准。在静态测试时，若某测试点的沉降菌平均菌落数超过评定标准，则应重新采样两次，两次测试结果均合格才能判定为合格。

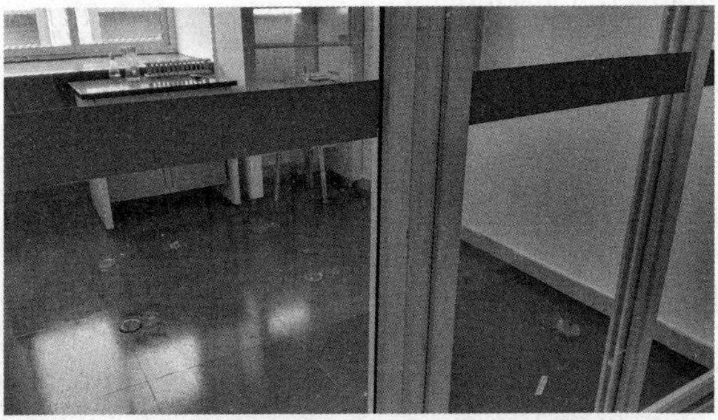

图7-3 沉降菌测定

【例】沉降菌平均菌落数的计算

某GMP车间进行沉降菌测试，其中1个测试房间面积为4m^2，房间洁净度要求为B级。放置的平皿数为2个，菌落数分别为2个和3个，求该测试点沉降菌平均菌落数，并判断其是否符合标准。

解：平均菌落数为：（2+3）/2=2.5个

根据洁净室（区）沉降菌的评定标准规定，B级洁净区标准（平均）菌落数不得超过5个，所以该测试点符合标准。

（六）注意事项

（1）测试用具要做灭菌处理，以确保测试的可靠性、正确性。

（2）应采取一切措施防止采样过程的污染和其他可能对样本的污染。

（3）对培养基、培养条件及其他参数（如房间温度、相对湿度、压差、测试状态及测试数据）做详细的记录。

（4）由于细菌种类繁多，差别甚大，计数时一般用透射光于培养皿背面或正面仔细观察，不要漏计培养皿边缘生长的菌落，并须注意细菌菌落与培养基沉淀物的区别，必要时用显微镜鉴别。

（5）采样前应仔细检查每个培养皿的质量，如发现有变质、破损或污染的应剔除。

（6）采样时的注意事项：对于单向流洁净室（区）或送风口，采样器采样口朝向应正对气流方向；对于非单向流洁净室（区），采样口向上。布置采样点时，至少应尽量避开尘粒较集中的回风口。采样时，测试人员应站在采样口的下风侧，并尽量少走动。

（7）培养皿在用于检测时，为避免培养皿运输或搬动过程造成的影响，宜同时进行对照试验，每次或每个区域取1个对照皿，与采样皿同法操作但不需暴露采样，然后与采样后的培养皿（TSA或SDA）一起放入培养箱内培养，结果应无菌落生长。

（七）日常监控

对于沉降菌的监控，宜设定纠偏限度和警戒限度，以保证洁净室（区）的微生物浓度受到控制。应定期检测以检查微生物负荷以及消毒剂的效力，并做倾向分析。静态和动态的监控都可以采用该方法。

对于沉降菌的取样频次，如果出现下列情况应考虑修改，在评估以下情况后，也应确定其他项目的检测频次：①连续超过纠偏限度和警戒限度；②停工时间比预计延长；③关键区域内发现有污染存在；④在生产期间，空气净化系统进行任何重大的维修；⑤日常操作记录反映出倾向性的数据；⑥消毒规程的改变；⑦引起生物污染的事故等；⑧当生产设备有重大维修或增加设备时；⑨当洁净室（区）结构或区域分布有重大变动时。

（八）沉降菌测试报告

测试报告应包含以下内容：测试者的名称和部门、测试日期、测试依据、被测洁净室（区）的平面位置（必要时标注相邻区域的平面位置）、有关测试仪器及其测试方法的描述（包括测试环境条件、采样点数目以及布置图、测试次数，或可能存在的测试方法的变更、测试仪器的检定证书等；若为动态测试，则还应记录现场操作人员数量及位置、现场设备运转数量及位置等）、测试结果（包括所有统计计算资料）。表7-10为沉降菌测试记录。

表7-10　沉降菌测试记录

被测试单位		相对湿度/%	
环境温度/℃		静压差/Pa	
培养基批号		培养温度	
测试状态		人员情况	
测试项目	沉降菌		
测试依据	GB/T 16294—2010		
测试日期		报告日期	
检验结果：			
区域	菌落数(各号平皿)	平均数	级别
检验结论：			

复核人：　　　　　　　　　　　　　　　　　　　　　　检验人：

三、浮游菌的测定

(一)测试依据

依据《中华人民共和国国家标准医药工业洁净室(区)浮游菌的测试方法》(GB/T 16293—2010)。

(二)测试仪器

1.浮游菌采样器

浮游菌采样器一般采用撞击法机制，可分为狭缝式采样器、离心式采样器或针孔式采样器。采用的浮游菌采样器必须要有流量计和定时器。

采样器的工作原理：

(1)狭缝式采样器由附加的真空抽气泵抽气，通过采样器的缝隙式平板，将采集的空气喷射并撞击到缓慢旋转的平板培养基表面上，附着的活微生物粒子经培养后形成菌落。

(2)离心式采样器由于内部风机的高速旋转，气流从采样器前部吸入从后部流出，在离心力的作用下，空气中的活微生物粒子有足够的时间撞击到专用的固形培养条上，经培养后形成菌落。

（3）针孔式采样器是气流通过一个金属盖吸入，盖子上是密集的经过机械加工的特制小孔，通过风机将收集到的细小的空气流直接撞击到平板培养基表面上，附着的活微生物粒子经培养后形成菌落。

2.高压蒸汽灭菌锅

用于仪器和培养基的表面消毒。

3.恒温培养箱

必须定期对培养箱的温度计进行检定。

4.培养皿

一般采用90mm×15mm规格的培养皿，可根据所选用采样器选择合适的培养皿。离心式采样器采用专用的固形培养条。

5.培养基

大豆酪蛋白琼脂培养基（TSA）或沙氏培养基（SDA）或其他用户认可并经验证了的培养基。TSA和SDA的配方和制备方法参见沉降菌的测试方法。

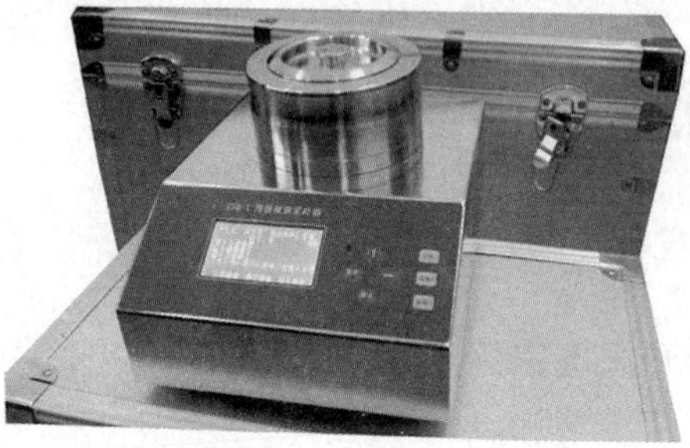

图7-4　浮游菌采样器

（三）测试方法

采用计数浓度法，即通过收集悬浮在空气中的生物性粒子于专门的培养基（选择能证实其能够支持微生物生长的培养基）上，经规定时间的培养，在适宜的生长条件下让其繁殖到可见的菌落，然后进行计数，从而判定该洁净室的微生物浓度。

（四）测试规则

1.测试条件

在测试之前，要对洁净室（区）相关参数进行预先测试，这类测试将会提供测试浮游菌的环境条件。如洁净室（区）的温度和相对湿度应与其生产及工艺要求相适应（无特殊要求时，温度在18~26℃，相对湿度在45%~65%为宜）。

2.测试状态

静态和动态两种状态均可进行测试。静态测试时，室内测试人员不得多于2人。浮游菌测试前，被测洁净室（区）由使用者决定是否需要预先消毒。测试报告中应标明测试时所采用的状态和室内测试人员数。

3.测试时间

在静态a测试时，对单向流洁净室（区）而言，测试宜在净化空气调节系统正常运行时间不少于10min后开始；对非单向流洁净室（区），测试宜在净化空气调节系统正常运行时间不少于30min后开始。在静态b测试时，对单向流洁净室（区），测试宜在生产操作人员撤离现场并经过10min自净后开始；对非单向流洁净室（区），测试宜在生产操作人员撤离现场并经过20min自净后开始。在动态测试时，则须记录生产开始的时间以及测试时间。

（五）测试步骤

1.仪器、培养皿表面必须严格消毒

采样器进入被测房间前先用消毒房间的消毒剂灭菌，用于A级洁净室的采样器宜一直放在被测房间内。用消毒剂擦净培养皿的外表面。采样前先用消毒剂消毒采样器的顶盖、转盘以及罩子的内外面，采样结束再用消毒剂轻轻喷射罩子的内壁和转盘。采样口及采样管使用前必须高温灭菌，如用消毒剂对采样管的外壁及内壁进行消毒时，应将管中的残留液倒掉并晾干。采样者应穿戴与被测洁净区域相应的工作服，在转盘上放入或调换培养皿前，双手用消毒剂消毒或戴无菌手套操作。采样仪器经消毒后先不放入培养皿，开启浮游菌样器，使仪器中的残余消毒剂蒸发，时间不少于5min，检查流量并根据采样量调设定采样时间。

2.采样

（1）最少采样点数目采样：可参照洁净室（区）悬浮粒子测试方法。

（2）采样点的位置：可参照洁净室（区）悬浮粒子测试方法。

（3）最小采样量：每次最小采样量见表7-11。

表7-11　浮游菌测试的最小采样量

洁净度级别	采样量/（L/次）
A	1000
B	500
C	100
D	100

（4）采样次数：每个取样点一般取样1次。

3.培养

全部采样结束后，将培养皿倒置于恒温培养箱中培养。采用TSA配制的培养皿经采样后，在30~35℃培养箱中培养，时间不少于5天；采用SDA配制的培养口经采样后，在20~25℃培养箱中培养，时间不少于7天。

每批培养基应有对照试验，检验培养基本身是否污染。可每批选定3只培养皿作对照培养。

4.菌落计数

用肉眼对培养皿上所有的菌落直接计数、标记或在菌落计数器上点计，然后用5~10倍放大镜检查有否遗漏。若平板上有2个或2个以上的菌落重叠，可分辨时仍以2个或2个以上菌落数。

5.结果计算

用计数方法得出各个培养皿的菌落数，每个测试点的浮游菌平均度的计算见公式：

$$平均浓度（个/m^3）=菌落数/采样量$$

【例】浮游菌平均浓度的计算

某GMP车间进行浮游菌测试，其中1个测试点的采样量为500L，菌落数为1个。求该测试点浮游菌平均浓度。

解： 平均浓度（个/m^3）菌落数=菌落数/采样量=$1/500 \times 10^{-3}$=2个/m^3

6.结果评定

用浮游菌平均浓度判断洁净室（区）空气中的微生物。每个测试点的浮游菌平均浓度必须低于所选定的评定标准中关于细菌浓度的界限。若某测试点的浮游菌平均浓度超过评定标准，则应重新采样两次，两次测试结果必须合格。

（六）注意事项

（1）测试用具要做灭菌处理，以确保测试的可靠性、正确性。

（2）采取一切措施防止人为对样本的污染。

（3）对培养基、培养条件及其他参数（如房间温度、相对湿度、压差、测试状态及测试数据）做详细的记录。

（4）采样时，对于单向流或送风口，采样器采样口应正对气流方向；对于非单向流，采样管口向上。布置采样点时，应离开尘粒较集中的回风口1m以上。采样时，测试人员应站在采样口的下风侧。

（5）菌落计数时不要漏计培养皿边缘生长的菌落，并须注意细菌菌落与培养基沉淀物的区别，必要时用显微镜鉴别。

（6）培养皿在用于检测时，为避免培养皿运输或搬动过程造成的影响，宜同时进行阴性对照试验，每次或每个区域取1个对照皿，与采样皿同法操作但不需暴露采样，然后与采样后的培养皿（TSA或SDA）一起放入培养箱内培养，结果应无菌落生长。

（七）日常监控

对于浮游菌的监控，宜设定纠偏限度和警戒限度，以保证洁净室（区）的微生物浓度受到控制。应定期检测以检查微生物负荷以及消毒剂的效力，并做倾向分析。静态和动态的监控都可以采用该方法。

对于浮游菌的取样频次，如果出现下列情况应考虑修改，在评估以下情况后，也应确定其他项目的检测频次：①连续超过纠偏限度和警戒限度；②停工时间比预计延长；③关键区域内发现有污染存在；④在生产期间，空气净化系统进行任何重大的维修；⑤日常操作记录反映出倾向性的数据；⑥消毒规程的改变；⑦引起生物污染的事故等；⑧当生产设备有重大维修或增加设备时；⑨当洁净室（区）结构或区域分布有重大变动时。

（八）浮游菌测试报告

浮游菌测试报告记录的内容可参考沉降菌的测试报告，浮游菌测试报告书样表见表7-12。

表7-12　浮游菌测试记录

被测试单位		相对湿度/%		
环境温度/℃		静压差/Pa		
采样器名称及型号		培养基名称及批号		
测试状态		人员情况		
洁净级别		采样量		
测试日期		报告日期		
测试项目				
测试依据				
取样位置	取样点编号	测定结果		结论
		菌落数/cfu	浮游菌/（cfu/m³）	

复核人：　　　　　　　　　　　　　　　　　　　　检验人：

四、监测频次及项目

在药品洁净实验室监控中，监测频次及监测项目建议按表7-13进行。

表7-13 推荐的药品洁净实验室的监测频次及监测项目

	受控区域	采样频次	监测项目
无菌隔离系统		每次实验	空气悬浮粒子③、浮游菌③、沉降菌②、表面微生物（含手套）
微生物洁净实验室	A级	每次实验	空气悬浮粒子③、浮游菌①、沉降菌②、表面微生物（含手套及操作服）
	B级	每周一次	空气悬浮粒子④、浮游菌③、沉降菌、表面微生物（含手套及操作服）
	C级	每季度一次	空气悬浮粒子④、浮游菌④、沉降菌、表面微生物
	D级	每半年一次	空气悬浮粒子、浮游菌、沉降菌、表面微生物

①每月一次。

②工作台面沉降菌的日常监测采样点数不少于3个，且每个采样点的平皿数应不少于1个。

③每季度一次。

④每半年一次。

目标检测

一、选择题

（一）单项选择题

1. GMP是指（　　）。

A. 药品经营质量管理规范

B. 药品生产质量管理规范

C. 药品非临床研究质量管理规范

D. 药品临床研究质量管理规范

E. 医疗机构制剂配制质量管理规范

2. A级洁净室（区）≥0.5μm尘粒的最大允许数为（　　）。

A. 0　　B. 20　　C. 3520

D. 352000　　E. 3520000

3. 如特殊要求，无洁净室（区）的温度、湿度分别应控制在（　　）。

A. 16~26℃，40%~65%　　B. 18~26℃，50%~60%

C. 22~24℃，45%~65%　　D. 18~26℃，45%~65%

E. 18~24℃，45%~60%

4. 面积为100m^2的洁净区进行悬浮粒子测试时，最少采样点数目为(　　)。

A. 40　　B. 20　　C. 10

D. 3

5. 对任何小洁净室(区)或局部空气净化区域，采样点的数目不得少于(　　)个。总采样次数不得少于(　　)次。

A. 2，3　　B. 3，5　　C. 3，8

D. 2，10　　E. 2，5

6. D级洁净室(区)测试≥0.5μm的悬浮粒子，最小采样量为(　　)L/次。

A. 5.66　　B. 2.83　　C. 8.5

D. 3.66　　E. 7.5

7. UCL是指(　　)。

A. 采样点的悬浮粒子浓度

B. 采样点的平均悬浮粒子浓度

C. 洁净室平均粒子浓度

D. 标准差

E. 95%置信上限

8. D级洁净室(区)测试沉降菌，最少培养皿数为(　　)。

A. 2　　B. 3　　C. 5

D. 10　　E. 14

9. C级洁净室(区)内沉降菌的平均菌落数应不得超过(　　)。

A. 1　　B. 10　　C. 100

D. 200　　E. 500

10.D级洁净室(区)测试浮游菌，最小采样量为(　　)L/次。

A. 100　　B. 200　　C. 500

D. 800　　E. 1000

11.A级洁净室(区)空气中的浮游菌平均浓度应小于(　　)个/m^3。

A. 1　　B. 5　　C. 50

D. 100　　E. 200

12.洁净室(区)内人员人数应严格控制，静态测试时，室内测试人员不得多于(　　)人。

A. 1　　B. 2　　C. 3

D. 4

13.沉降菌测试时，制备好的培养皿宜在(　　)的环境中存放。

A. 5℃　　B. 2~8℃　　C. 18~26℃

D. 20℃以下

14.沉降菌测试时(静态)，培养皿暴露时间为(　　)。

A. 15min以上　　B.不少于4h　　C.不得超过4h

D. 30min以内　　E. 30min以上

(二)多项选择题

1. GMP要求洁净室(区)的空气洁净级别要符合工艺规定，操作环境中要去除生物和尘粒数，因此，洁净室(区)需要进行(　　)测试。

A.悬浮粒子　　B.无菌检查　　C.浮游菌

D.沉降菌　　E.热原

2. GMP规定，我国药品生产洁净室(区)的空气洁净度划分为(　　)级别。

A. A级　　B. B级　　C. C级

D. D级

3.洁净室(区)浮游菌的测试需要使用(　　)。

A.浮游菌采样器　　B.尘埃粒子计数器　　C.高压蒸汽灭菌锅

D.恒温培养箱　　E.培养皿

4. GMP车间沉降菌测试可选用(　　)。

A.硫乙醇酸盐流体培养基　　B.改良马丁培养基

C.大豆酪蛋白琼脂培养基　　D.改良马丁琼脂培养基

E.沙氏培养基

5.洁净室(区)沉降菌测试可在(　　)状态下进行。

A.空态　　B.静态a　　C.静态b

D.动态

6. GMP沉降菌测试中关于采样点的布置，下列说法哪些是正确的(　　)。

A.采样点一般在离地面0.8m高度的水平面上均匀布置

B.采样点多于5点时，也可以在离地面0.8~1.5m高度的区域内分层布置

C.采样点的布置还可根据需要在生产及工艺关键操作区增加采样点

D. A级单向流区域的采样点宜布置在正对气流方向的工作面上

E.当分层布置采样点时，每层不少于5点

二、简答题

1.进行悬浮粒子测试时，对最少采样点数目有何要求？应该如何设置采样点？

2.洁净室（区）沉降菌和浮游菌测试分别采用何种方法？所用的培养基是什么？

3.悬浮粒子、沉降菌和浮游菌的判断标准分别是什么？

4.尘粒数和微生物的监测对于药品生产企业实施GMP有何指导意义？

5.如果某药品的微生物限度检查不合格，你认为可能的污染源有哪些？

三、实例分析

某16m^2的D级GMP车间进行沉降菌测试，请问：

1.至少应设置多少个采样点？

2.采样点应该怎样布置？

3.每个采样点的最少培养皿数为多少个？

4.假设该车间设置了4个采样点（编号1~4），每个采样点放置的平皿数为2个，测得数据如下，判断该车间是否符合洁净度标准。

	1号采样点		2号采样点		3号采样点		4号采样点	
菌落数	7	8	7	6	8	6	6	7

第八章　热原及细菌内毒素检查

药品是用于人类防治疾病的特殊物质，保证药品的安全性是最基本也是最重要的要求。热原和内毒素可以引起人体的不适反应，严重时可威胁人的生命安全，对于这类有害或可引起不良反应的物质要进行监控和检查，以保证它们的含量强度不超过规定限度。这些检查称为限度检查，只测定检查对象是否超越某一限度，并不需要测出具体的量。通常都是在同一条件下进行操作，再以结果与限度相比，做出是否合格的结论。本章节详细介绍了热原及细菌内毒素的限度检查技术。

第一节　概述

一、热原

热原也称发热物质，一般是指细菌等微生物产生的微量即能引起动物体体温异常升高的物质的总称。它包括细菌性热原、内源性高分子热原、内源性低分子热原及化学物质、异性蛋白等。这里所指的“热原”主要是指细菌性热原，是某些细菌的代谢产物、细菌尸体，能从一般过滤器滤过，对热稳定。致热能力最强的是革兰阴性杆菌的产物，其次是革兰阳性杆菌类，革兰阳性球菌则较弱，真菌、酵母菌甚至病毒也能产生热原，在生产注射剂时，如果原料不洁、操作不慎，虽然灭菌严密，制成的注射剂静脉注入人体后产生“热原反应”，可使人体产生发冷、寒战、发热、出汗、恶心、呕吐等症状，有时体温可升至40℃以上，严重者可昏迷、虚脱，甚至危及生命。注入人体的注射剂中含有热原量达1μg/kg就可引起不良反应，发热反应通常在注入1h后出现。

（一）热原的来源

热原普遍存在于天然水、自来水及其他不清洁的水中。有些药物及器皿也会污染热原，特别是葡萄糖、乳酸钠、氯化钠、血液制品、生化制品及适合细菌生长的药品。

（二）热原的化学性质

什么是热原？目前国内外仍未有统一的认识，但普遍认为它是指细菌内毒素的脂多糖。不同菌种或不同菌株所产生的内毒素其结构及生物活性均有差异，有以下几点共同的性质：

1.耐热性

大多数热原具有较强的耐热性，其耐热程度随热原来源有所差异。热原在110℃时并不能发生热解，120℃加热4h能破坏90%，160~180℃加热3h或250℃加热30min以上方可彻底破坏内毒素。注射剂的一般灭菌条件不能够破坏热原。

2.水溶性

热原具有水溶性，但不具有挥发性。能随水蒸气蒸馏造成污染。

3.滤过性

热原体积较小，其直径为1~5nm，可通过除菌滤器进入滤液中，但不能通过石棉滤板，也不能通过半透膜。

4.抗原性

热原的多糖体部分可产生抗原性。反复接触热原，生物体很快便会产生耐受性。所以家兔升温法中特别强调了受试动物的使用次数、间隔时间。

（三）常见消除热原的方法

1.高温法

180℃干烤3~4h或250℃干烤30min以上，可使热原彻底破坏。耐热物品如玻璃制品、金属制品、生产过程中所用的容器和其他用具以及注射时使用的注射器等，均可采用此法破坏热原。但在通常使用的注射剂热压灭菌条件下不足以破坏热原。

2.吸附法

热原在水溶液中可被常见的吸附剂如活性炭、石棉、白陶土等吸附而除去。其中活性炭对热原的吸附作用最强，一般用量为总容量的0.1%~0.5%。将溶液加热至70℃左右保温一定时间效果更好。曾有研究者对不合格的药物采用活性炭进行吸附，检测结果符合规定。而且活性炭性质稳定，兼具助滤和脱色作用，故广泛用于注射剂生产，操作中应留意吸附药液所造成的主药的损失。

3.滤过法

热原体积较小，可以通过一般滤器和微孔滤膜，但采用超滤法如用3.0~15nm超滤膜可将其除去，采用该法处理中药提取液时要注意某些有效成分的损失和变化。热原不能通过石棉滤板，也可用石棉滤过法除去热原。

4.蒸馏法

热原能溶于水但不挥发，但可随水蒸气的雾滴进入注射用水中。因此制备注射用水时，可经蒸馏除去原水中的热原，通常需多次蒸馏，并加有隔沫装置。

5.酸碱法

热原能被强酸、强碱、强氧化剂破坏。玻璃容器及用具，如配液用玻璃器皿、输液瓶等可用重铬酸钾硫酸清洁液或稀氢氧化钠处理，破坏热原。

6.其他

包括离子交换法、凝胶滤过法、反渗透法等。

二、细菌内毒素及其与热原的关系

细菌内毒素是革兰阴性菌细胞壁上的一种脂多糖和微量蛋白的复合物，它的特殊性在于不是细菌或细菌的代谢产物，而是细菌死亡或解体后才释放出来的一种具有内毒素生物活性的物质。其化学成分是广泛分布于革兰阴性菌及其他微生物的细胞壁层的脂多糖，主要是由O-特异性链、核心多糖、类脂A部分组成。

欧洲药典委员会副主席J.Van Noordwijk提出：“严格来说，不是每一种热原都具有脂多糖结构，但所有已知的细菌内毒素脂多糖都有热原活性。”

第二节 热原检查法（家兔升温法）

一、试验原理

由于家兔对热原的反应与人基本相似，目前家兔法仍为各国药典规定的检查热原的法定方法。该法是将一定量的供试品静脉注入家兔体内，在规定时间内观察家兔体温升高的情况，以判定供试品中所含热原的限度是否符合规定。

二、供试用家兔

供试用的家兔应健康合格，体重1.7kg以上（用于生物制品检查用的家兔体重为1.7~3.0kg)，雌兔应无孕。预测体温前7日即应用同一饲料饲养，在此期间内，体重应不减轻，精神、食欲、排泄等不得有异常现象。

未曾用于热原检查的家兔；或供试品判定为符合规定，但组内升温达0.6℃的家兔；或3周内未曾使用的家兔，均应在检查供试品前7日内预测体温，进行挑选。挑选试验的条件与检查供试品时相同，仅不注射药液，每隔30min测量体温1次，共测8次，8次体温均在38.0~39.6℃的范围内，且最高与最低体温相差不超过0.4℃的家兔，方可供热原检查用。用于热原检查后的家兔，如供试品判定为符合规定，至少应休息48h方可再供热原检查用，其中升温达0.6℃的家兔应休息2周以上。

对用于血液制品、抗毒素和其他同一抗原性供试品检测的家兔可在5天内重复使用1次。如供试品判定为不符合规定，则组内全部家兔不再使用。

三、试验前的准备

热原检查前1~2日，供试用家兔应尽可能处于同一温度的环境中，实验室和饲养室的温度相差不得大于3℃，且应控制在17~25℃，在试验全部过程中，实验室温度变化不得大于3℃，应防止动物骚动并避免噪声干扰。家兔在试验前至少1h开始停止给食并置于宽松适宜的装置中，直至试验完毕。测量家兔体温应使用精密度为±0.1℃的测温装置。测温探头或肛温计插入肛门的深度和时间各兔应相同，深度一般约6cm，时间不得少于1.5min，每隔30min测量体温1次，一般测量2次，两次体温之差不得超过0.2℃，以此两次体温的平均值作为该兔的正常体温。当日使用的家兔，正常体温应在38.0~39.6℃的范围内，且同组各兔间正常体温之差不得超过1.0℃。

与供试品接触的试验用器皿应无菌、无热原。去除热原通常采用干热灭菌法(250℃、30min以上)，也可用其他适宜的方法。

四、检查法

取适用的家兔3只，测定其正常体温后15min以内，自耳静脉缓缓注入规定剂量并温热至约38℃的供试品溶液，然后每隔30min按前法测量其体温1次，共测6次，以6次体温中最高的一次减去正常体温，即为该兔体温的升高温度(℃)。如3只家兔中有1只体温升高0.6℃或高于0.6℃，或3只家兔体温升高的总和达1.3℃或高于1.3℃，应另取5只家兔复试，检查方法同上。

五、结果判断

在初试的3只家兔中，体温升高均低于0.6℃，并且3只家兔体温升高总和低于1.3℃；或在复试的5只家兔中，体温升高0.6℃或高于0.6℃的家兔不超过1只，并且初试、复试合并8只家兔的体温升高总和为3.5℃或低于3.5℃，均判定供试品的热原检查符合规定。

在初试的3只家兔中，体温升高0.6℃或高于0.6℃的家兔超过1只；或在复试的5只家兔中，体温升高0.6℃或高于0.6℃的家兔超过1只；或在初试、复试合并8只家兔的体温升高总和超过3.5℃，均判定供试品的热原检查不符合规定。

当家兔升温为负值时，均以0℃计。

六、相关要求

（一）降温问题

根据热原检查的原理，一般供试品如含热原达一定量，会使家兔体温升高。但在检查时，会遇到大幅降温的情况（超过0.6℃）。主要原因有：

（1）室温过低或大幅度波动造成大幅降温。2020年版《中国药典》规定，室温应保持在17~25℃，一次实验中室温变化不得大于3℃，严格控制室温后降温情况将会减少。

（2）家兔体质问题，由于季节变换等原因，造成家兔身体状况不佳。

（3）在注射大剂量供试品时，没有进行预热38℃处理。

（4）测温过程中，肛门大量出血。

体温降低小于等于0.4℃时，视为体温正常波动，以0℃计算。降温大于等于0.6℃以上时，应找出原因，另取3只家兔重做。降温在0.45~0.55℃之间，3只中仅有1只以0℃计算；2只或2只以上时，应找出原因重做。

（二）实验室环境

实验室环境不安静可导致动物受惊扰、骚动，也可影响实验结果。

（三）注射液

注射液在使用时要预热至38℃，并注意注射速度不宜过快。

（四）肛温计

肛温计使用不当也会影响结果。肛温计在使用之前要进行校正，将标准温度计和肛温计同时放入恒温水浴，深度约6cm，待1.5min后取出读数，分别于38.0℃、38.5℃、39.0℃、39.5℃、40.0℃和40.5℃重复测量。每年定期标定1次。

测温时轻轻提起兔尾，将蘸有润滑剂的肛温计或探头缓缓插入肛门，测温时间每兔至少2min。看温度计时眼睛要平视，看清刻度读出度数后再用乙醇擦拭水银球。

（五）耐受性

家兔多次使用，难免会因多次少量接触热原而引致对热原产生耐受性。复试时，挑选对热原敏感使用过2~3次的家兔进行试验为宜。当供试品不符合规定时，则组内家兔不再使用。

供试品符合规定的家兔，需休息2天可再次使用；如药物本身毒性较大、排泄较慢，则应适当延长休息时间，以免引起药物蓄积中毒。

热原检查记录

第三节　细菌内毒素检查法

细菌内毒素检查技术是近30年来发展起来的一种新技术，它是用鲎试剂与细菌内毒素产生凝集反应的机制，以判断供试品中细菌内毒素的限量是否符合规定。细菌内毒素检查包括两种方法，即凝胶法和光度测定法。前者利用鲎试剂与细菌内毒素产生凝集反应的原理来检测或半定量内毒素。后者包括浊度法和显色基质法，系分别利用鲎试剂与内毒素反应过程中的浊度变化和产生的凝固酶使特定底物释放出呈色团的多少来测定内毒素。供试品检测时，可使用其中任何一种方法进行试验。当测定结果有争议时，除另有规定外，以凝胶法结果为准。

本节将详细介绍凝胶法的基本原理与操作技术。

一、基本概念及凝胶法反应原理

（一）发展简史

1942年《美国药典》首先将家兔升温法作为药品注射剂热原检查方法，但家兔热原检查存在种种弊端，所以医药工作者努力寻找新的热原检查方法，美国首先发明并建立了鲎试验方法。鲎是海洋无脊椎动物。

1956年，美国动物学家Bang首先发现给美洲鲎注入革兰阴性细菌后可引起全身性血液凝固。1968年，美国血液工作者Liven与Bang合作研究鲎血凝集机制，这种凝固反应极其灵敏，内毒素浓度大于0.001U/mL即可产生阳性结果，由此创立了鲎试验方法。1973年，美国提取变形细胞溶解物制成鲎试剂，创造了检测微量内毒素的检测技术。FDA承认鲎试剂为一种生物制品。此后各国药典陆续收载采用鲎试剂对内毒素进行检测的方法。我国1983年开始制定鲎试剂标准，1988年10月全国试行，1991年转为正式部标准。1995年版药典开始将细菌内毒素检查法收录入附录，至今检测品种已达数百种。

鲎试剂法比家兔法灵敏10倍，操作简单易行，试验费用低，结果迅速可靠，适用于注射剂生产过程中的热原控制和家兔法不能检测的某些细胞毒性药物制剂。它更适应现代制药工业的发展，应用方法多样化、自动化、微量化，广泛应用在药物检测、药品生产质量控制、临床诊断、食品卫生等领域。但其对革兰阴性菌以外的内毒素不灵敏，目前尚不能完全代替家兔法。

（二）反应原理和基本概念

1.鲎试剂反应原理

鲎的血变形细胞中含有两种物质，即高分子量凝固酶原和凝固蛋白原。前者经内毒素激化转化成为具有活性的凝固酶，通过凝固酶的酶解作用将凝固蛋白原转变为凝固蛋白，凝固蛋白又通过交联酶作用互相聚合而形成牢固的凝胶。

2.细菌内毒素国家标准品

系自大肠埃希菌提取精制，并以细菌内毒素国际标准品标定其效价。用于标定、复核、仲裁鲎试剂灵敏度、标定细菌内毒素工作标准品的效价。

3.细菌内毒素工作标准品

系以细菌内毒素国家标准品为基准标定其效价，用于干扰试验及检查法中编号B和C溶液的制备、凝胶法中鲎试剂灵敏度复核试验、光度测定法中标准曲线可靠性试验。

4.细菌内毒素检查用水（BET）

应符合灭菌注射用水标准，其内毒素含量小于0.015EU/mL（用于凝胶法）或小于0.005EU/mL（用于光度测定法），且对内毒素试验无干扰作用。

5.鲎试剂

是从鲎的血液中提取出的冻干试剂，可以与细菌内毒素发生凝集反应。除了内毒素，鲎试剂还与某些葡聚糖反应，产生假阳性结果。如遇含有葡聚糖的样品，可使用去G因子鲎试剂或G因子反应抑制剂来排除鲎试剂与葡聚糖的反应。

6.鲎试剂的规格

指每支鲎试剂的装量，一般来说，规格是多少，就用多少细菌内毒素检查用水复溶试剂使用。

7.鲎试剂灵敏度

在细菌内毒素检查的规定条件下使鲎试剂产生凝集的内毒素的最低浓度即为鲎试剂的标示灵敏度，用EU/mL表示。

8.细菌内毒素的量值（IU）

早期，人们一直以质量单位作为细菌内毒素的量值，如ng、mg等表示。后来随着人们对内毒素生物活性的研究深入以质量为量值变得不甚科学，不同菌种所产生的内毒素即便质量相同，其生物活性也相差很大，甚至相差2~6倍，如大肠埃希菌内毒素的致热性是革兰阴性细菌中最强的。1982年，USP首次引入以生物效价为量值的内毒素单位EU，1987年世界卫生组织建立内毒素国际标准品，也是以生物效价IU作为内毒素的量值。1EU与1个内毒素国际单位（IU）相当。

9.细菌内毒素的限值（L）

哺乳动物对细菌内毒素有一定的耐受能力，因此不必要求药物绝对不含内毒素，只要不超过一定限度就不会引起热原反应。为保证用药安全，给每一种药物规定了相应的限值（L），只要低于该限值，按照规定给药途径即为安全。内毒素检查的目的就是确定药品内毒素值是否低于限值。限值的确定有两种方式，即从药典中查询和根据公式计算。各国药典规定做细菌内毒素检查项的品种都可在药典正文中查到相应的限值，常用于计算限值的公式为$L=K/M$，具体计算方法在第二部分中有详细表述。

10.最大有效稀释倍数（MVD）

MVD是指供试品溶液被允许稀释的最大倍数，在不超过此稀释倍数的浓度下进行内毒素限值的检测。常用的计算公式为$MVD=cL/\lambda$，具体计算方法在第二部分中有详细表述。

二、试验前准备

本试验操作过程应防止微生物和内毒素的污染。

（一）试验所用的器皿

器皿需经处理，以去除可能存在的外源性内毒素。耐热器皿常用干热灭菌法（250℃、至少30min）去除，也可采用其他确证不干扰细菌内毒素检查的适宜方法。若使用塑料器具，如微孔板和与微量加样器配套的吸头等，应选用标注无内毒素并对实验无干扰的器具。

（二）供试品溶液的制备

某些供试品需进行复溶、稀释或在水性溶液中浸提制成供试品溶液。必要时，可调节被测溶液（或其稀释液）的pH值，一般供试品溶液和鲎试剂混合后溶液的pH值在6.0~8.0的范围内为宜，可使用适宜的酸、碱溶液或缓冲液调节pH值。酸或碱溶液须用细菌内毒素检查用水在已去除内毒素的容器中配制。所用溶剂、酸碱溶液及缓冲液应不含内毒素和干扰因子。

（三）内毒素限值的确定

药品、生物制品的细菌内毒素限值（L）一般按以下公式确定：

$$L=K/M$$

式中，L为供试品的细菌内毒素限值，一般以EU/mL、EU/mg或EU/U（活性单位）表示；K为人每千克体重每小时最大可接受的内毒素剂量，以EU/（kg·h）表示，注射剂K=5EU/（kg·h），放射性药品注射剂K=2.5EU/（kg·h），鞘内用注射剂K=0.2EU/（kg·h）；M为人用每千克体重每小时的最大供试品剂量，以mL/（kg·h）、mg/（kg·h）或U/（kg·h）表示，人均体重按60kg计算，人体表面积按1.62m^2计算。注射时间若不足1h，按1h计算。供试品每平方米体表面积剂量乘以0.027即可转换为每千克体重剂量（M）。

按人用剂量计算限值时，如遇特殊情况，可根据生产和临床用药实际情况作必要调整，但需说明理由。

（四）最大有效稀释倍数的确定（MVD）

最大有效稀释倍数是指在试验中供试品溶液被允许达到稀释的最大倍数，在不超过此稀释倍数的浓度下进行内毒素限值的检测。用下式来确定MVD：

$$MVD=cL/\lambda$$

式中，L为供试品的细菌内毒素限值；c为供试品溶液的浓度，当L以EU/mg或EU/U

表示时，c的单位需为mg/mL或U/mL，当L以EU/mL表示时，则c等于1.0mL/mL。如需计算在MVD时的供试品浓度，即最小有效稀释浓度，可使用公式$c=\lambda/L$；λ为在凝胶法中鲎试剂的标示灵敏度（EU/mL），或是在光度测定法中所使用的标准曲线上最低的内毒素浓度。

【例】最小有效稀释浓度（MVD）的计算

设鲎试剂的灵敏度为0.25EU/mL，即λ=0.25EU/mL，枸橼酸的内毒素限制L为0.5EU/mg，计算其最小有效稀释浓度（MVD）。

解：由于枸橼酸为固体，则MVD取1，可以通过$c=\lambda/L$确定最小有效稀释浓度，即MVD=0.5/0.25=2。

三、凝胶法操作过程

凝胶法系通过鲎试剂与内毒素产生凝集反应的原理进行限度检测或半定量检测内毒素的方法。

（一）鲎试剂灵敏度复核试验

鲎试剂灵敏度复核试验在本检查法规定的条件下，使鲎试剂产生凝集的内毒素的最低浓度即为鲎试剂的标示灵敏度，用EU/mL表示。当使用新批号的鲎试剂或试验条件发生了任何可能影响检验结果的改变时，应进行鲎试剂灵敏度复核试验。

（1）根据鲎试剂灵敏度的标示值（λ），将细菌内毒素国家标准品或细菌内毒素工作标准品用细菌内毒素检查用水溶解，在旋涡混合器中混匀15min或参照标准品说明书中要求的混匀时间进行操作（旋涡混合器的主要作用是充分振摇，使内毒素分子团均匀分散开，防止内毒素分子因为凝聚而隐藏，可以和鲎试剂反应的亲脂性端头，出现假阴性结果或检测值偏低），然后制成2λ、λ、0.5λ和0.25λ四个浓度的内毒素标准溶液，每稀释一步均应在旋涡混合器上混匀30s或参照标准品说明书中要求的混匀时间进行操作。

（2）取不同浓度的内毒素标准溶液，分别与等体积（如0.1mL）的鲎试剂溶液混合，每一个内毒素浓度平行做4管；另外取2管加入等体积的细菌内毒素检查用水作为阴性对照。将试管中溶液轻轻混匀后，封闭管口，垂直放入37℃ ± 1℃的恒温器中，保温60min ± 2min。

将试管从恒温器中轻轻取出，缓缓倒转180°，若管内形成凝胶，并且凝胶不变形、不从管壁滑脱者为阳性；未形成凝胶或形成的凝胶不坚实、变形并从管壁滑脱者为阴性。保温和拿取试管过程应避免受到振动，造成假阴性结果。

当最大浓度2λ管均为阳性，最低浓度0.25λ管均为阴性，阴性对照管为阴性，试验方为有效。按下式计算反应终点浓度的几何平均值，即为鲎试剂灵敏度的测定值（λc）。

$$\lambda c=\text{antilg}\left(\sum X/n\right)$$

式中，X为反应终点浓度的对数值（lg）。反应终点浓度是指系列递减的内毒素浓度中最后一个呈阳性结果的浓度；n为每个浓度的平行管数。

当λc在0.5λ~2λ（包括0.5λ和2λ）时，方可用于细菌内毒素检查，并以标示灵敏度入为该批鲎试剂的灵敏度。

（二）干扰试验

干扰试验是判断检品在某种浓度状态下是否适合做细菌内毒素检查，此外当鲎试剂的来源、制备工艺、批号改变时或者检品生产工艺、配方、成分、关键成分来源改变时，用以判断是否对细菌内毒素检查有所影响。当进行新药的内毒素检查试验前，或无内毒素检查项的品种建立内毒素检查法时，也须进行干扰试验。

按表8-1制备溶液A、B、C和D，使用的供试品溶液应为未检验出内毒素且不超过最大有效稀释倍数（MVD）的溶液，按试剂灵敏度复核试验项下操作。

表8-1　凝胶法干扰试验溶液的制备

编号	内毒素浓度/被加入内毒素的溶液	稀释用液	稀释倍数	所含内毒素的浓度	平行管数
A	无/供试品溶液	—	—	—	2
B	2λ/供试品溶液	供试品溶液	1	2λ	4
			2	1λ	4
			4	0.5λ	4
			8	0.25λ	4
C	2λ/检查用水	检查用水	1	2λ	2
			2	1λ	2
			4	0.5λ	2
			8	0.25λ	2
D	无/检查用水	—	—	—	2

注：A为供试品溶液；B为干扰试验系列；C为鲎试剂标示灵敏度的对照系列；D为阴性对照。

只有当溶液A和阴性对照溶液D的所有平行管都为阴性，并且系列溶液C的结果符合鲎试剂灵敏度复核试验要求时，试验方为有效。当系列溶液B的结果符合鲎试剂灵敏度复核试验要求时，认为供试品在该浓度下无干扰作用。其他情况则认为供试品在该浓度下存在干扰作用。若供试品溶液在小于MVD的稀释倍数下对试验有干扰，应将供试品溶液进行不超过MVD的进一步稀释，再重复干扰试验。

可通过对供试品进行更大倍数的稀释或通过其他适宜的方法（如过滤、中和、透析或加热处理等）排除干扰。为确保所选择的处理方法能有效地排除干扰且不会使内毒素失去活性，要使用预先添加了标准内毒素再经过处理的供试品溶液进行干扰试验。

当进行新药的内毒素检查试验前，或无内毒素检查项的品种建立内毒素检查法时，须进行干扰试验。

当鲎试剂、供试品的处方、生产工艺改变或试验环境中发生了任何有可能影响试验结果的变化时，须重新进行干扰试验。

（三）检查法

1.凝胶限度试验

按表8-2制备溶液A、B、C和D。使用稀释倍数不超过MVD并且已经排除干扰的供试品溶液来制备溶液A和B。按鲎试剂灵敏度复核试验项下操作。

表8-2　凝胶限度试验溶液的制备

编号	内毒素浓度/配制内毒素的溶液	平行管数
A	无/供试品溶液	2
B	2λ/供试品溶液	2
C	2λ/检查用水	2
D	无/检查用水	2

注：A为供试品溶液；B为供试品阳性对照；C为阳性对照；D为阴性对照。

结果判断：

保温60min ± 2min后观察结果。若阴性对照溶液D的平行管均为阴性，供试品阳性对照溶液B的平行管均为阳性，阳性对照溶液C的平行管均为阳性，试验有效。若溶液A的两个平行管均为阴性，判定供试品符合规定。若溶液A的两个平行管均为阳性，判定供试品不符合规定。

若溶液A的两个平行管中的一管为阳性，另一管为阴性，需进行复试。复试时溶液A需做4支平行管，若所有平行管均为阴性，判定供试品符合规定，否则判定供试品不符合规定。

若供试品的稀释倍数小于MVD，而溶液A结果出现不符合规定时，可将供试品稀释至MVD重新实验，再对结果进行判断。

内毒素检查记录

2.凝胶半定量试验

本方法系通过确定反应终点浓度来量化供试品中内毒素的含量。按表8-3制备溶液A、B、C和D。按鲎试剂灵敏度复核试验项下操作。

表8-3　凝胶半定量试验溶液的制备

编号	内毒素浓度/被加入内毒素的溶液	稀释用液	稀释倍数	所含内毒素的浓度	平行管数
A	无/供试品溶液	—	1	—	2
			2	—	2
			4	—	2
			8	—	2
B	2λ/供试品溶液		1	2λ	2
C	2λ/检查用水	检查用水	1	2λ	2
			2	1λ	2
			4	0.5λ	2
			8	0.25λ	2
D	无/检查用水	—	—	—	2

注：A为不超过MVD并且通过干扰试验的供试品溶液。从通过干扰试验的稀释倍数开始用检查用水稀释如1倍、2倍、4倍和8倍，最后的稀释倍数不得超过MVD。

B为含2λ浓度标准内毒素的溶液A（供试品阳性对照）。

C为鲎试剂标示灵敏度的对照系列。

D为阴性对照。

结果判断：若阴性对照溶液D的平行管均为阴性，供试品阳性对照溶液B的平行管均为阳性，系列溶液C的反应终点浓度的几何平均值在0.5~2λ，试验有效。

系列溶液A中每一系列平行管的终点稀释倍数乘以λ，为每个系列的反应终点浓度。如果检验的是经稀释的供试品，则将终点浓度乘以供试品进行半定量试验的初始稀释倍数，即得到每一系列内毒素浓度c。

若每一系列内毒素浓度均小于规定的限值，判定供试品符合规定。每一系列内毒素浓度的几何平均值即为供试品溶液的内毒素浓度［按公式$c_E=\text{antilg}(\sum \lg c/2)$］。若试验中供试品溶液的所有平行管均为阴性，应记为内毒素浓度小于λ（如果检验的是稀释过的供试品，则记为小于λ乘以供试品进行半定量试验的初始稀释倍数）。

若任何系列内毒素浓度不小于规定的限值时，则判定供试品不符合规定。当供试品溶液的所有平行管均为阳性，可记为内毒素的浓度大于或等于最大的稀释倍数乘以λ。

四、光度测定法

光度测定法分为浊度法和显色基质法。

浊度法系利用检测鲎试剂与内毒素反应过程中的浊度变化而测定内毒素含量的方法。根据检测原理，可分为终点浊度法和动态浊度法。终点浊度法是依据反应混合物中的内毒素浓度和其在孵育终止时的浊度（吸光度或透光率）之间存在的量化关系来测定内毒素含量的方法。动态浊度法是检测反应混合物的浊度到达某一预先设定的吸光度或透光率所需要的反应时间，或是检测浊度增加速度的方法。

显色基质法系利用检测鲎试剂与内毒素反应过程中产生的凝固酶使特定底物释放出呈色团的多少而测定内毒素含量的方法。根据检测原理，分为终点显色法和动态显色法。终点显色法是依据反应混合物中内毒素浓度和其在孵育终止时释放出的呈色团的量之间存在的量化关系来测定内毒素含量的方法。动态显色法是检测反应混合物的吸光度或透光率达到某一预先设定的检测值所需要的反应时间，或检测值增加速度的方法。

光度测定试验需在特定的仪器中进行，温度一般为37℃±1℃。

供试品和鲎试剂的加样量、供试品和鲎试剂的比例以及保温时间等，参照所用仪器和试剂的有关说明进行。为保证浊度和显色试验的有效性，应预先进行标准曲线的可靠性试验以及供试品的干扰试验。

1. 标准曲线的可靠性试验

当使用新批号的鲎试剂或试验条件有任何可能会影响检验结果的改变时，需进行标准曲线的可靠性试验。

用标准内毒素制成溶液，制成至少3个浓度的稀释液（相邻浓度间稀释倍数不得大于10），最低浓度不得低于所用鲎试剂的标示检测限。每一稀释步骤的混匀时间同凝胶法，每一浓度至少做3支平行管。同时要求做2支阴性对照，当阴性对照的吸光度小于或透光率大于标准曲线最低点的检测值或反应时间大于标准曲线最低点的反应时间，将全部数据进行线性回归分析。

根据线性回归分析，标准曲线的相关系数（r）的绝对值应大于或等于0.980，试验方为有效。否则须重新试验。

2. 干扰试验

选择标准曲线中点或一个靠近中点的内毒素浓度（设为λ_m），作为供试品干扰试验中添加的内毒素浓度。按表8-4制备溶液A、B、C和D。

表8-4　光度测定法干扰试验溶液的制备

编号	内毒素浓度	被加入内毒素的溶液	平行管数
A	无	供试品溶液	至少2
B	标准曲线的中点（或附近点）的浓度（设为λ_m）	供试品溶液	至少2
C	至少3个浓度（最低点设定为λ）	检查用水	每一浓度至少2
D	无	检查用水	至少2

注：A为稀释倍数不超过MVD的供试品溶液。

B为加入了标准曲线中点或靠近中点的一个已知内毒素浓度的，且与溶液A有相同稀释倍数的供试品溶液。

C为如“标准曲线的可靠性试验”项下描述的，用于制备标准曲线的标准内毒素溶液。

D为阴性对照。

按所得线性回归方程分别计算出供试品溶液和含标准内毒素的供试品溶液的内毒素含量c_t和c_s，再按下式计算该试验条件下的回收率（R）。

$$R=(c_s-cc_t)/\lambda_m \times 100\%$$

当内毒素的回收率在50%~200%，则认为在此试验条件下供试品溶液不存在干扰作用。当内毒素的回收率不在指定的范围内，须按“凝胶法干扰试验”中的方法去除干扰因素，并重复干扰试验来验证处理的有效性。

当鲎试剂、供试品的处方、生产工艺改变或试验环境等发生了任何有可能影响试验结果的变化时，须重新进行干扰试验。

3.检查法

按“光度测定法的干扰试验”中的操作步骤进行检测。使用系列溶液C生成的标准曲线来计算溶液A的每一个平行管的内毒素浓度。试验必须符合以下三个条件方为有效：

（1）系列溶液C的结果要符合“标准曲线的可靠性试验”中的要求；

（2）用溶液B中的内毒素浓度减去溶液A中的内毒素浓度后，计算出的内毒素的回收率要在50%~200%的范围内；

（3）阴性对照吸光度小于或透光率大于标准曲线最低点的检测值或反应时间大于标准曲线最低点的反应时间。

结果判断：若供试品溶液所有平行管的平均内毒素浓度乘以稀释倍数后，小于规定的内毒素限值，判定供试品符合规定。若大于或等于规定的内毒素限值，判定供试品不符合规定。

注：本检查法中，“管”的意思包括其他任何反应容器，如微孔板中的孔。

目标检测

一、选择题

（一）单项选择题

1.热原能够引起恒温动物（　　）。

A.体温升高　　B.体温降低　　C.异常毒性

D.免疫性反应　　E.猝死

2.以下哪项不是热原的性质（　　）。

A.耐热性　　B.挥发性　　C.滤过性

D.水溶性

3.可以除去热原的方法是（　　）。

A.高温　　B.吸附　　C.滤过

D.酸碱法　　E.以上全对

4.内毒素是一种（　　）。

A.香豆素　　B.脂多糖　　C.黏液质

D.有机酸　　E.三萜皂苷

5.若想完全消除材料中的热原可将材料（　　）。

A. 100℃干烤30min　　B. 200℃干烤10min　　C. 250℃干烤30min

D.水蒸气蒸馏　　E.热水冲洗

6.热原检测法使用的动物为（　　）。

A.大白鼠　　B.小白鼠　　C.狗

D.家兔

7.当家兔体温升为负值时，计（　　）。

A.负值　　B. 0　　C.不计数值

D.绝对值　　E.以上全不对

8.家兔升温法中每一家兔的使用次数不得超过（　　）次。

A. 7　　B. 8　　C. 9

D. 10　　E. 20

9. BET是指（　　）。

A.细菌内毒素检查用水

B.细菌内毒素国家标准品

C.细菌内毒素国际标准品

D.细菌内毒素工作标准品

E.以上全不对

10.鲎试剂是由(　　)制备而来的。

A.鲎血　　B.鲎肉　　C.鲎全体

D.鲎皮　　E.以上全不对

(二)多项选择题

1.漩涡混合器的作用是(　　)。

A.强烈振摇　　B.保持温度

C.防止内毒素形成分子团

D.调节pH值　　E.缓冲溶液

2.以下哪种情况要进行干扰试验(　　)。

A.鲎试剂的来源、制备工艺、批号改变时

B.检品生产工艺、配方、成分、关键成分来源改变时

C.新药的内毒素检查试验前

D.无内毒素检查项的品种建立内毒素检查法时

E.温度和湿度改变时

3.凝胶法试验过程中应避免(　　)的干扰。

A.细菌　　B.内毒素　　C.低温

D.水汽　　E.以上都对

4.检验中,(　　)或往往是引起降温的首要因素。

A.室温过低　　B.室温大幅度波动　　C.家兔体质较差

D.操作失误　　E.病毒

二、简答题

1.简述家兔升温法的结果判断方法。

2.简述凝胶法中供试品最大稀释倍数的计算方法。

实训项目三　5%葡萄糖注射液的细菌内毒素检查

【实训目的】

1.学习细菌内毒素检查法的基本原理和方法。

2.掌握细菌内毒素检查法（凝胶法）的有关操作。

【试验原理】

细菌内毒素检查法系利用鲎试剂来检测或量化由革兰阴性菌产生的细菌内毒素，以判断供试品中细菌内毒素的限量是否符合规定的一种方法。

鲎的血变形细胞中含有两种物质，即高分子量凝固酶原和凝固蛋白原。前者经内毒素激化转化成为具有活性的凝固酶，通过凝固酶的酶解作用将凝固蛋白原转变为凝固蛋白，凝固蛋白又通过交联酶作用互相聚合而形成牢固的凝胶。

【实训内容】

一、试验材料

1.设备与器材

稀释容器、移液器材、旋涡混合器、恒温器（37℃ ± 1℃）、试管架、酒精灯、消毒乙醇棉球、剪刀、砂轮、镊子、封口胶布等。

2.药品与试剂

5%葡萄糖注射液、细菌内毒素检查用水（步骤中水即为此水）、细菌内毒素工作标准品（效价为10EU/mL）、鲎试剂（规格为0.06EU/支，λ=0.06EU/mL）。

二、试验方法与步骤

1.确定检品的L值

$$L=K/M$$

式中，L为供试品的细菌内毒素限值，一般以EU/mL、EU/mg或EU/U（活性单位）表示；K为人每千克体重每小时最大可接受的内毒素剂量，以EU/（kg·h）表示，注射剂K=5EU/（kg·h），放射性药品注射剂K=25EU/（kg·h）；M为人用每千克体重每小时的最大供试品剂量，以mL/（kg·h）、mg/（kg·h）或U/（kg·h）表示，人均体重按60kg计算，人体表面积按1.62m²计算。注射时间若不足1h，按1h计算。供试品每平方米体表面积剂量乘以0.027即可转换为每千克体重剂量（M）。

2.计算检品的MVD

$$MVD=cL/\lambda$$

式中，L为供试品的细菌内毒素限值，为供试品溶液的浓度，当L以EU/mL表示时，则c等于1.0mL/mL，当L以EU/mg或EU/U表示时，c的单位需为mg/mL或U/mL。如试品为注射用无菌粉末或原料药，则MVD取1，可计算供试品的最小有效稀释浓度$c=\lambda/L$；λ为在凝胶法中鲎试剂的标示灵敏度（EU/mL），或是在光度测定法中所使用的准曲线上最低的内毒素浓度。

λ和MVD需要经过预试验验证。

3.操作方法

（1）取内毒素工作标准品1支，用砂轮片割断安瓿瓶上段，准确加入BET水1mL复溶，用封口膜封闭。在旋涡混合器中混合15min。将混合好的内毒素溶液加水稀释为2λ浓度的内毒素溶液。

（2）取5%葡萄糖注射液1mL，稀释为S_{MVD}。

（3）取鲎试剂8支，放入试管架中，如下表标记并加液，每组平行两支。

S	供试品阳性对照	阳性对照	阴性对照
0.1mL水+0.1mL S_{MVD}	0.1mL S_{MVD}+0.1mL E2λ	0.1mL水+0.1mL E2λ	0.2mL水

（4）封闭管口，摇匀，放入37℃±1℃恒温水浴保温60min±2min，取出观察结果，记录结果。

将试管缓慢翻转180°，若管内凝胶显示坚实不变形为阳性，记录为“+”；若无凝胶出现，或虽有凝胶但不能保持完整，从管壁滑脱，均判定为阴性，记录为“–”。

4.结果判断

若阴性对照溶液的平行管均为阴性，供试品阳性对照溶液的平行管均为阳性，阳性对照溶液的平行管均为阳性，试验有效。若检品S的两个平行管均为阴性，判定供试品符合规定；若检品S的两个平行管均为阳性，判定供试品不符合规定；若检品S的两个平行管中的一管为阳性，另一管为阴性，需进行复试。

内毒素检查记录

【实训注意】

1.标准品断开安瓿瓶颈时不得有碎片掉入。

2.漩涡混合器混合时间要足够，以保证内毒素不团聚或附着在管壁上。

3.稀释过程中每一步骤所使用移液器具不能交叉使用。

【实训检测】

1.旋涡混合器的作用是什么？

2.设置阳性对照、阴性对照的意义分别是什么？

第九章　异常毒性检查

为了保证用药安全，一种新药或一种新制剂，以及一些毒性较大的药品和生化制品，在临床使用前必须经过异常毒性试验检查，其目的是检查药品及其制剂在生产制备时是否引入目标产品以外的有毒杂质或药物降解产物。当药物中有害杂质含量达到影响疗效甚至对人体健康产生毒害时，必须进行严格控制和检查。在生产过程中进行异常毒性检查，不但有利于保证药品使用的安全性，也有利于提高生产工艺的稳定性。

第一节　概述

一、异常毒性的概念

异常毒性非药物本身所具有的毒性，是指由生产过程中引入或其他原因所导致的毒性。异常毒性试验是检查药品（包括中药注射剂、部分抗生素和生物制品如抗毒素及抗血清、血液制品和重组DNA制品等）的非特异性毒性的通用安全试验，是检查制品中是否污染外源性毒性物质，以及是否存在意外的不安全因素的试验。如果供试品不合格，则表明药品中含有超过正常产品毒性的毒性杂质，临床用药将可能增加急性不良反应。

某些生物药物在制备过程中混入或在储存过程中分解产生与原药物毒性不同，而且毒性大于原药物的杂质（如在微生物发酵过程中可能产生的一些难以预测的毒素和未知杂质），而这些杂质又难以用理化的方法加以控制时，则应采用生物检定的方法，为此使用异常毒性检查法就显得尤为重要。

二、异常毒性检查的原理

本法系将一定剂量的供试品溶液注入实验动物体内，在规定时间内观察实验动物死亡情况，以判定供试品是否符合规定的一种方法。由于死亡反应作为判断指标比较明确，各国药典均以动物死亡为主要判断指标。因此异常毒性试验实际上是一个限度试验。

第二节　药品异常毒性检查的方法

本法系给予动物一定剂量的供试品溶液，在规定时间内观察动物出现的异常反应或死亡情况，检查供试品中是否污染外源性毒性物质以及是否存在意外的不安全因素。

一、供试品溶液的制备

按品种项下规定的浓度制成供试品溶液。临用前，供试品溶液应平衡至室温。

二、试验用动物

应健康合格，在试验前及试验的观察期内，均应按正常饲养条件饲养。做过本试验的动物不得重复使用。

三、操作法

（一）非生物制品试验

除另有规定外，取小鼠5只，体重18~22g，每只小鼠分别静脉给予供试品溶液0.5mL。应在4~5s内匀速注射完毕。规定缓慢注射的品种可延长至30s。除另有规定外，全部小鼠在给药后48h内不得有死亡；如有死亡时，应另取体重19~21g的小鼠10只复试，全部小鼠在48h内不得有死亡。

（二）生物制品试验

除另有规定外，异常毒性试验应包括小鼠试验和豚鼠试验。试验中应设同批动物空白对照，观察期内，动物全部健存，且无异常反应，到期时每只动物体重应增加，则判定试验成立。按照规定的给药途径缓慢注入动物体内（表9-1）。

1.小鼠试验法

除另有规定外，取小鼠5只，注射前每只小鼠称体重，应为18~22g。每只小鼠腹腔注射供试品溶液0.5mL，观察7天。观察期内，小鼠应全部健存，且无异常反应，到期时每只小鼠体重应增加，判定供试品符合规定。如不符合上述要求，应另取体重19~21g的小鼠10只复试1次，判定标准同前。

2.豚鼠试验法

除另有规定外，取豚鼠2只，注射前每只豚鼠称体重，应为250~350g。每只豚鼠腹腔注射供试品溶液5.0mL，观察7天。观察期内，豚鼠应全部健存，且无异常反应，到期时每只豚鼠体重应增加，判定供试品符合规定。如不符合上述要求，应另取4只豚鼠复试1次，判定标准同前。

表9-1　异常毒性试验动物反应观察指标

程度	反应
无	未见任何毒性反应
轻	轻度症状，但无运动减少、呼吸困难或腹部刺激
中	腹部刺激、呼吸困难、运动减少、眼睑下垂、腹泻
重	衰竭、发绀、震颤、严重腹部刺激、眼睑下垂、呼吸困难
死亡	注射后死亡

四、相关要求

（一）异常毒性检查的应用及意义

异常毒性检查对保障成分复杂的抗生素、中草药注射液和生物制品等药品的安全用药有一定意义，尤其对有未知剧毒杂质混入可能的药品而言更有意义。

但随着理化分析水平的提高，在微量杂质能得到控制的情况下，异常毒性检查已逐渐失去对某些药品进行有效质量控制的意义。加之抗生素合成工艺较多，而异常毒性检查方法又欠灵敏，因此异常毒性检查对抗生素的适用范围已逐渐缩小。但对于那些成分变化复杂而用理化分析方法尚难控制质量的中草药注射液、生物制品，异常毒性检查尚有一定意义。

（二）异常毒性检查法注意事项

（1）动物的质量是试验成功的重要因素之一，质量包括级别、来源、体重、饲养条件等。在选取实验动物时，要使用同一批次，体重和饲养条件须保持相近。

（2）供试品的注射速度是试验成功的另一重要因素，注射速度过快、过慢和速度不均匀都可能影响检查结果。因此，在试验时要保持匀速注射给药，且一次实验中每只小白鼠的注射时间要尽量一致。

（3）有些药物本身的药理和毒理作用以及酸度和渗透压均可能干扰检查结果，检查时须加以分析排除。

（4）试验时的室温应保持在20~30℃，过高或过低均可影响试验结果。

异常毒性检查记录

目标检测

一、选择题

1.除另有规定外，一般用（　　）作为溶剂按各品种项下规定的浓度制成供试品溶液。

A.蒸馏水　　B.75%乙醇溶液　　C.3%双氧水

D.氯化钠注射液　　E.丙二醇

2.2020年版《中国药典》四部规定非生物制品异常毒性试验采用（　　）方法。

A.小鼠试验法　　B.家兔法　　C.大鼠试验法

D.豚鼠试验法　　E.猫试验法

3.小鼠试验法检查异常毒性，除另有规定外，每批供试品用（　　）只小鼠。

A.10　　B.5　　C.4

D.3　　E.2

4.小鼠试验法检查异常毒性，除另有规定外，每只小鼠分别给予供试品溶液（　　）mL。

A.0.1　　B.0.2　　C.0.3

D.0.5　　E.1.0

5.2020年版《中国药典》四部规定异常毒性试验采用小鼠试验法，除另有规定外，小鼠体重应为（　　）g。

A.17~20　　B.15~20　　C.17~25

D.18~22　　E.17~18

6.豚鼠试验法检查异常毒性，除另有规定外，每批供试品用（　　）只豚鼠。

A.10　　B.5　　C.4

D.3　　E.2

7.豚鼠试验法检查异常毒性，应观察(　　)天。

A. 2　　B. 5　　C. 7

D. 10　　E. 14

8.小鼠试验法检查异常毒性，如果初试有小鼠死亡，应另取(　　)只小鼠进行复试。

A. 10　　B. 5　　C. 4

D. 3　　E. 2

9. 2020年版《中国药典》四部规定小鼠试验法检查异常毒性时，除另有规定外，全部小鼠在给药后(　　)h内不得有死亡。

A. 24　　B. 48　　C. 72

D. 12　　E. 8

二、简答题

1.简述小鼠试验法检查药品异常毒性的原理和过程。

2.药品异常毒性检查对实验动物有何要求?

3.如何判断异常毒性检查的试验结果?

第十章　其他有害物质检查

药品安全性检查项目除了包括无菌检查、生物限度检查、热原及细菌内毒素检查、异常毒性检查外，针对药品中存在的某些危害人类生命安全的微量物质，如某些药品中的升、降压物质，某些生物制品中存在的易导致过敏的物质，某些注射剂中存在的易导致血细胞溶血与凝集的物质，还应进行有效的监控和检查，从而保证这些有害物质的含量和某些不良反应的强度不致超越某一限度。本章主要介绍升、降压物质、组胺类物质、过敏反应物质、溶血和凝聚物质检查技术内容。

第一节　概述

一、降压物质

降压物质系指某些药品中含有的能导致降血压的杂质，包含组胺、类组胺或其他导致血压降低的物质。由动物脏器或组织等为原料的生化药品或由微生物发酵提取的抗生素产品易形成组胺。以组胺为代表的胺类可使血管扩张，毛细血管渗透性增强，血压下降及血管以外其他平滑肌收缩。注入体内后能导致人、狗、猫或猴的血压下降。临床上注射污染有此类降压物质的药液后，可产生面部潮红、脉搏加速和血压下降等不良反应。因此，除了从生产工艺上采取有效措施（如用白陶土吸附除去）以减少可能的污染外，对有关药品中的降压物质进行检查并控制其限度是十分重要的。

二、升压物质

升压物质是指从动物神经垂体中提取或用化学方法合成的缩宫素（催产素）中所含的能引起血管收缩、血压升高的物质。

大剂量升压物质对所有的血管平滑肌都有直接的收缩作用，特别是对毛细血管和小动脉作用更加明显，可导致皮肤和胃肠道的血液循环显著减少、冠状血管收缩、肺动脉压升高等不良反应。此外，提取或合成的缩宫素中含有升压物质，还可影响缩宫素发挥引产、催产作用。因此，从生产工艺上应采取有效措施减少升压物质的含量及污染，在药品检查中进行升压物质检查并控制其限度。

三、组胺类物质及过敏反应检查

组胺（histamine）是组氨酸脱羧产物，属自体活性物质。体内的组胺是以无活性的结合状态存在于肥大细胞和嗜碱性粒细胞的颗粒中，当机体发生变态反应或受到其他理化刺激时，引起肥大细胞脱颗粒，组胺释放到肥大细胞外，并立即与靶细胞上的组胺受体结合，产生相应的生物学效应，即过敏。

四、溶血与凝集

凝集反应是一种血清学反应，是指颗粒性抗原（完整的病原微生物或红细胞等）与相应抗体结合，在有电解质存在的条件下，经过一定时间出现肉眼可见的凝集小块。红细胞与相应抗体混合时即可出现凝集反应。

溶血系指红细胞破裂、溶解，血红蛋白逸出的一种现象。当红细胞与相应抗体结合，在电解质存在时，可使红细胞产生凝集现象；若同时加入新鲜动物血清，则血清中的补体可与红细胞及其抗体形成的免疫复合物结合，从而激活补体导致红细胞溶解，产生溶血现象。

某些注射剂由于含有溶血成分或物理、化学及生物等方面的原因，在直接注入血管后可产生溶血作用；也有些注射剂中因含有杂质等成分，注入血管后可产生血细胞凝聚，引起血液循环功能障碍等不良反应。因此，为了保证用药安全，以中草药制成的注射剂（特别是供静脉注射者）通常要做溶血检查。

第二节　升压物质检查法

本法系比较赖氨酸升压素标准品（S）与供试品（T）升高大鼠血压的程度，以判定供试品中所含升压物质的限度是否符合规定。

一、标准品溶液的制备

临用前，取赖氨酸升压素标准品，用氯化钠注射液制成每1mL中含0.1赖氨酸升压素单位的溶液。

二、供试品溶液的制备

按品种项下规定的限值，且供试品溶液与标准品溶液的注入体积应相等的要求，制备适当浓度的供试品溶液。

三、检查法

取健康合格、体重300g以上的成年雄性大鼠，用适宜的麻醉剂（如腹腔注射乌拉坦1g/kg）麻醉后，固定于保温手术台上，分离气管，必要时插入插管，以使呼吸通畅。在一侧颈静脉或股静脉插入静脉插管，供注射药液用，按体重每100g注入肝素溶液50~100单位，然后剥离另一侧颈动脉，插入与测压计相连的动脉插管，在插管与测压计通路中充满含适量肝素钠的氯化钠注射液。全部手术完毕后，将测压计的读数调节到与动物血压相当的高度，开启动脉夹，记录血压。缓缓注入适宜的交感神经阻断药（如甲磺酸酚妥拉明，按大鼠每100g体重注入0.1mg，隔5~10min用相同剂量再注射一次），待血压稳定后，即可进行药液注射。各次注射速度应基本相同，并于注射后立即注入氯化钠注射液约0.5mL，相邻两次注射的间隔时间应基本相同（一般为5~10min），每次注射应在前一次反应恢复稳定以后进行。

选定高低两剂量的赖氨酸升压素标准品溶液，高低剂量之比约为1∶0.6，低剂量应能使大鼠血压升高1.33~3.33kPa，将高低剂量轮流重复注入2~3次，如高剂量所致反应的平均值大于低剂量所致反应的平均值，可认为该动物的灵敏度符合要求。

在上述高低剂量范围内选定标准品溶液的剂量（d_s），供试品溶液按品种项下规定的剂量（d_F），照下列次序注射一组4个剂量：d_s、d_T、d_T、d_s，然后以第一与第三、第二与第四剂量所致的反应分别比较；如d_T所致的反应值均不大于d_s所致反应值的一半，则判定供试品的升压物质检查符合规定。否则应按上述次序继续注射一组4个剂量，并按相同方法分别比较两组内各对d_s、d_T所致的反应值；如d_T所致的反应值均不大于d_s所致的反应值，则判定供试品的升压物质检查符合规定。如d_T所致的反应值均大于d_s所致的反应值，则判定供试品的升压物质检查不符合规定；否则应另取动物复试。如复试的结果仍有d_T所致的反应值大于d_s所致的反应值，则判定供试品的升压物质检查不符合规定。

第三节　降压物质检查法

本法系比较组胺对照品（S）与供试品（T）引起麻醉猫血压下降的程度，以判定供试品中所含降压物质的限度是否符合规定。

一、对照品溶液的制备

精密称取磷酸组胺对照品适量，按组胺计算，加水溶解使成每1mL中含1.0mg的溶液，分装于适宜的容器内，4~8℃贮存，经验证保持活性符合要求的条件下，可在3个月内使用。

二、对照品稀释液的制备

临用前，精密量取组胺对照品溶液适量，用氯化钠注射液制成每1mL中含组胺0.5μg或其他适宜浓度的溶液。

三、供试品溶液的制备

按品种项下规定的限值，且供试品溶液与对照品稀释液的注入体积应相等的要求，制备适当浓度的供试品溶液。

四、检查法

取健康合格、体重2kg以上的猫，雌者应无孕，用适宜的麻醉剂（如巴比妥类）麻醉后，固定于保温手术台上，分离气管，必要时插入插管以使呼吸畅通，或可进行人工呼吸。在一侧颈动脉插入连接测压计的动脉插管，管内充满适宜的抗凝剂溶液，以记录血压，也可用其他适当仪器记录血压。在一侧股静脉内插入静脉插管，供注射药液用。试验中应注意保持动物体温。全部手术完毕后，将测压计调节到与动物血压相当的高度（一般为13.3~20.0kPa），开启动脉夹，待血压稳定后，方可进行药液注射。各次注射速度应基本相同，每次注射后立即注入一定量的氯化钠注射液，每次注射应在前一次反应恢复稳定以后进行，且相邻两次注射的间隔时间应尽量保持一致。

自静脉依次注入上述对照品稀释液，剂量按动物体重每1kg注射组胺0.05μg、0.1μg及0.15μg，重复2~3次，如0.1μg剂量所致的血压下降值均不小于

2.67kPa，同时相应各剂量所致反应的平均值有差别，可认为该动物的灵敏度符合要求。

取对照品稀释液按动物体重每1kg注射组胺0.1μg的剂量（d_s），供试品溶液按品种项下规定的剂量（d_T），照下列次序注射一组4个剂量：d_s、d_T、d_T、d_s。然后以第一与第三、第二与第四剂量所致的反应分别比较；如d_T所致的反应值均不大于d_s所致反应值的一半，则判定供试品的降压物质检查符合规定。否则应按上述次序继续注射一组4个剂量，并按相同方法分别比较两组内各对d_s、d_T剂量所致的反应值；如d_T所致的反应值均不大于d_s所致的反应值，则判定供试品的降压物质检查符合规定；如d_T所致的反应值均大于d_s所致的反应值，则判定供试品的降压物质检查不符合规定；否则应另取动物复试。如复试的结果仍有d_T所致的反应值大于d_s所致的反应值，则判定供试品的降压物质检查不符合规定。

所用动物经灵敏度检查如仍符合要求，可继续用于降压物质检查。

降压物质检查记录

第四节　组胺类物质检查法

本法系比较组胺对照品（S）与供试品（T）引起豚鼠离体回肠收缩的程度，以判定供试品中所含组胺类物质的限度是否符合规定。

一、对照品溶液的制备

精密称取磷酸组胺对照品适量，按组胺计算，加水溶解成每1mL中含1.0mg的溶液，分装于适宜的容器内，4~8℃贮存，经验证在确保收缩活性符合要求的条件下，可在3个月内使用。

二、对照品稀释液的制备

试验当日，精密量取组胺对照品溶液适量，用氯化钠注射液按高、低剂量组（d_{s2}、d_{s1}）配成两种浓度的稀释液，高剂量d_{s2}应不致使回肠收缩达到极限，低剂量d_{s1}所致反应值约为高剂量的一半，调节剂量使反应可以重复出现。一般组胺对照品浴槽中的终浓度为10^{-9}~10^{-7}g/mL，注入体积一般0.2~0.5mL为宜，高低剂量的比值（r）为1∶0.5左右。调节剂量使低剂量能引起回肠收缩，高剂量不致使回肠收缩达极限，且高低剂量所致回肠的收缩应有明显差别。

三、供试品溶液的配制

按品种项下规定的限值，且供试品溶液与对照品稀释液的注入体积应相等的要求，制备适当浓度的供试品溶液。

四、供试品组胺溶液的制备

取同一支组胺对照品溶液，按高、低剂量组（d_{s2+T}、d_{s1+T}）加供试品溶液配成两种浓度的稀释液，且供试品组胺溶液的高低剂量（d_{s2+T}、d_{s1+T}）应与组胺对照品溶液的高、低剂量（d_{s2}、d_{s1}）一致。

五、回肠肌营养液的制备

A液：试验当日，取氯化钠160.0g、氯化钾4.0g、氯化钙（按无水物计算）2.0g、氯化镁（按无水物计算）1.0g与磷酸氢二钠（含12个结晶水）0.10g，加纯化水700mL使溶解，再加入注射用水适量，使成1000mL。

B液：取硫酸阿托品0.5mg、碳酸氢钠1.0g、葡萄糖（含1个结晶水）0.5g，加适量注射用水溶解，加A液50.0mL，混合后加注射用水使成1000mL，调节pH值至7.2~7.4。B液应临用前制备。

六、检查法

取健康合格的成年豚鼠，雌雄均可，雌者无孕，体重250~350g，禁食24h，迅速处死，立即剖腹取出回肠一段（选用远端肠段，该段最敏感）仔细分离肠系膜，注意避免因牵拉使回肠受损，剪取适当长度，用注射器抽取回肠肌营养B液，小心冲洗去除肠段的内容物。将肠段下端固定于离体器官恒温水浴装置的浴槽底部，上端用线与记录装置相连；浴槽中事先放入一定量的回肠肌营养B液（10~30mL），连续通入95%O_2和5%CO_2的混合气体，维持恒温（34~36℃），用适当方法记录该回肠收缩幅度。如果使用杠杆，其长度应能使肠段的收缩放大约20倍。选择1g左右的预负荷，可根据其灵敏度加以调节。回肠放入浴槽后，静置15~30min，方可开始注入药液。每次注入药液前，要用回肠肌营养B液冲洗浴槽2~3次。相邻两次给药的间隔时间应一致（约2min），每次给药前应在前一次反应恢复稳定后进行。

在上述高低剂量范围内选定对照品稀释液的剂量（d_{s2}、d_{s1}）和供试品溶液按品种项下规定的剂量（d_T），照下列次序准确注入浴槽6个剂量：d_{s2}、d_{s1}、d_T、d_T、d_{s1}、d_{s2}，如d_{s2}所致的反应值大于d_{s1}所致反应值并且可重复时判定试验有效。如供试品溶液引起回肠收缩，分别将第二个剂量d_{s1}与第四个剂量d_T、第五个剂量d_{s1}与第三个剂量d_T所致反应值进行比较，若d_T所致反应值均不大于d_{s1}所致反应值，即判定供试品组胺类物质检查符合规定；若d_T所致反应值均大于d_{s1}所致反应值，即判定供试品组胺类物质检查不符合规定；否则应另取动物按初试方法进行复试，复试结果若d_T所致反应值均不大于d_s所致反应值，即判定供试品组胺类物质检查符合规定；只要一个d_T所致反应值大于d_{s1}所致反应值，即判定供试品组胺类物质检查不符合规定。

如供试品不引起回肠收缩，应按下列次序准确注入d_{s2}、d_{s1+T}、d_{s2+T}、d_{s1}，重复一次，若供试品组胺溶液高、低剂量（d_{s2+T}、d_{s1+T}）产生的收缩与对应组胺对照液高、低剂量（d_{s2}、d_{s1}）的收缩反应基本一致，可判定供试品组胺类物质检查符合规定；若供试品组胺溶液产生的收缩与对应组胺对照液高、低剂量的收缩不相符，即减少或无收缩，或不能重复出现，则此试验结果无效，应另取动物重试。组胺类物质检查不能得到有效结果时，可进行供试品的降压物质检查。

第五节　过敏反应检查法

本法系将一定量的供试品溶液注入豚鼠体内，间隔一定时间后静脉注射供试品溶液进行激发，观察动物出现过敏反应的情况，以判定供试品是否引起动物全身过敏反应。

供试用的豚鼠应健康合格，体重250~350g，雌鼠应无孕。在试验前和试验过程中，均应按正常饲养条件饲养。做过本试验的豚鼠不得重复使用。

一、供试品溶液的制备

除另有规定外，按品种项下规定的浓度制成供试品溶液。

二、检查法

除另有规定外，取上述豚鼠6只，隔日每只每次腹腔或适宜的途径注射供试品溶液0.5mL，共3次，进行致敏。每日观察每只动物的行为和体征，首次致敏和激发前称量并记录每只动物的体重。然后将其均分为2组，每组3只，分别在首次注射后第14日和第21日，由静脉注射供试品溶液1mL进行激发。观察激发后30min内动物有无过敏反应症状。

三、结果判断

静脉注射供试品溶液30min内，不得出现过敏反应。如在同一只动物上出现竖毛、发抖、干呕、连续喷嚏3声、连续咳嗽3声、紫癜和呼吸困难等现象中的2种或2种以上，或出现二便失禁、步态不稳或倒地、抽搐、休克、死亡现象之一者，判定供试品不符合规定。

第六节　溶血与凝聚检查法

本法系将一定量供试品与2%的家兔红细胞混悬液混合，温育一定时间后，观察其对红细胞状态是否产生影响的一种方法。

一、2%红细胞混悬液的制备

取健康家兔血液，放入含玻璃珠的锥形瓶中振摇10min，或用玻璃棒搅动血液，以除去纤维蛋白原，使成脱纤血液。加入0.9%氯化钠溶液约10倍量，摇匀，每分钟1000~1500转离心15min，除去上清液，沉淀的红细胞再用0.9%氯化钠溶液按上述方法洗涤2~3次，至上清液不显红色为止。将所得红细胞用0.9%氯化钠溶液制成2%的混悬液，供试验用。

二、供试品溶液的制备

除另有规定外，按品种项下规定的浓度制成供试品溶液。

三、检查法

取洁净玻璃试管5只，编号，1号、2号管为供试品管，3号管为阴性对照管，4号管为阳性对照管，5号管为供试品对照管。按下表所示依次加入2%红细胞悬液、0.9%氯化钠溶液、纯化水，混匀后，立即置37℃ ± 0.5℃的恒温箱中进行温育。3h后观察溶血和凝聚反应。

试管编号	1、2	3	4	5
2%红细胞悬液/mL	2.5	2.5	2.5	—
0.9%氯化钠溶液/mL	2.2	2.5	—	4.7
纯化水/mL	—	—	2.5	—
供试品溶液/mL	0.3	—	—	0.3

如试管中的溶液呈澄明红色，管底无细胞残留或有少量红细胞残留，表明有溶血发生；如红细胞全部下沉，上清液无色澄明，或上清液虽有色澄明，但1号管、2号管和5号管肉眼观察无明显差异，则表明无溶血发生。

若溶液中有棕红色或红棕色絮状沉淀，轻轻倒转3次仍不分散，表明可能有红细胞凝聚发生，应进一步置显微镜下观察，如可见红细胞聚集为凝聚。

四、结果判断

当阴性对照管无溶血和凝聚发生，阳性对照管有溶血发生，若2支供试品管中的溶液在3h内均不发生溶血和凝聚，判定供试品符合规定；若有1支供试品管的溶液在3h内发生溶血和(或)凝聚，应设4支供试品管进行复试，其供试品管的溶液在3h内均不得发生溶血和(或)凝聚，否则判定供试品不符合规定。

目标检测

一、单项选择题

1. 降压物质检查中用到的实验动物是(　　)。

A. 猫　　B. 豚鼠　　C. 大鼠

D. 兔子　　E. 小鼠

2. 升压物质检查中用到的实验动物是(　　)。

A. 猫　　B. 豚鼠　　C. 大鼠

D. 兔子　　E. 小鼠

3. 过敏物质检查中用到的实验动物是(　　)。

A. 猫　　B. 豚鼠　　C. 大鼠

D. 兔子　　E. 小鼠

4. 溶血与凝集检查法中用到的红细胞是(　　)的红细胞。

A. 猫　　B. 豚鼠　　C. 大鼠

D. 兔子　　E. 小鼠

5.降压物质检查中用的标准品是(　　)。

A.垂体后叶标准品　　B.磷酸组胺标准品　　C.组胺

D.垂体前叶标准品　　E.类组胺

6.下列哪种来源的药品需要进行溶血检查(　　)。

A.动物器官提取物　　B.微生物发酵提取物

C.中草药

D.血液制品　　E.生物制品

二、简答题

简述升、降压物质的药理作用及检查方法。

第十一章　抗生素效价的微生物检定法

抗生素是医疗上广泛使用的药品，自从人类发现第一种抗生素以来，目前已有近百种抗生素在临床上使用，因此对其活性成分的检定在临床应用中具有重要的指导作用。

第一节　概述

一、抗生素的定义及作用机制

（一）抗生素定义

抗生素是指一类由生物（包括微生物、动物和植物）在其生命活动过程中所产生的，能在低微浓度下有选择地抑制或杀灭其他生物的化学物质，主要是细菌、放线菌和真菌等微生物的代谢产物，可用微生物发酵法或化学合成与半合成法进行生产。根据作用特点和化学结构进行分类，如抗细菌、抗真菌、抗寄生虫、抗肿瘤抗生素以及β-内酰胺类、氨基糖苷类、大环内酯类、四环类、多肽类、多烯类抗生素等。

（二）抗生素作用的机制

1.阻碍细菌细胞壁的合成

导致细菌在低渗透压环境下溶胀破裂死亡，以这种方式作用的抗生素主要是β-内酰胺类抗生素。哺乳动物的细胞没有细胞壁，不受这类药物的影响。

2.与细菌细胞膜相互作用

增强细菌细胞膜的通透性，打开膜上的离子通道，让细菌内部的有用物质漏出菌体或电解质平衡失调而死。以这种方式作用的抗生素有多黏菌素和短杆菌肽等。

3.与细菌核糖体或其反应底物如（tRNA、mRNA）相互所用

抑制蛋白质的合成。这意味着细胞存活所必需的结构蛋白和酶不能被合成。以这种方式作用的抗生素包括四环素类抗生素、大环内酯类抗生素、氨基糖苷类抗生素、氯霉素等。

4.阻碍细菌DNA的复制和转录

阻碍DNA复制将导致细菌细胞分裂繁殖受阻，阻碍DNA转录成mRNA则导致后续的mRNA翻译合成蛋白的过程受阻。以这种方式作用的主要是人工合成的抗菌剂喹诺酮类（如氧氟沙星）。

二、抗生素的特点及检查项目

（一）抗生素药物的特点

1.结构、组成复杂

经过微生物发酵、化学纯化、精制、化学修饰等过程，最后制成制剂。

2.化学纯度低

同系物多，异构体多，降解物多。发酵过程不易控制。生产工艺复杂，易受污染。分子结构大多不稳定，降解后疗效下降、失效或增加毒副作用。活性产物易发生变异。

3.稳定性差

抗生素分子结构中通常含有活泼基团（往往是抗生素的活性中心）。

（二）抗生素药物的检查项目

（1）鉴别试验：包括官能团的显色反应、光谱法、色谱法和生物学方法。

（2）产品稳定性检测项目：酸碱度实验、水分测定、晶型或干燥失重等。

（3）控制杂质的指标：溶液澄清度检查、有关物质、溶媒残留量、重金属等。

（4）与临床安全性相关试验：异常毒性检查、无菌检查、热原检查、降压物质检查等。

（5）抗生素药物的效价测定。

三、效价测定

效价是以抗菌效能（活性部分）作为衡量标准，以“单位”（U）来表示，因此，效价的高低是衡量抗生素质量的相对标准。效价的测定是指抗生素的活性物

质的测定，主要采用微生物检定的方法。

微生物检定法是以抗生素对微生物的杀伤或抑制程度为指标来衡量抗生素效价，是抗生素效价测定的最基本方法，对同一类型的抗生素不需分离，可一次测定其总效价。这种方法的优点是灵敏度高、需要量小、测定结果直观；适用范围广，对于已知或新发现的抗生素、高纯度的精制品或纯度较差的制品均能应用；但其存在操作步骤多、测定时间长、误差大等缺点。

除此之外，抗生素还可采用理化方法测定其百分含量。理化方法是指根据抗生素的分子结构，利用其特有的化学或理化性质及反应进行的。其优点主要是专属性强、测定反应迅速、准确度高，主要用于提纯的产品及化学结构确定的抗生素。缺点是所用的化学方法一定要运用其化学结构上官能团的特殊化学反应，对含有相同官能团的杂质的供试品就不适用，或需采取适当的方法加以校正。

第二节　抗生素的效价和单位

一、抗生素效价定义

抗菌活性是指抗菌药物抑制或杀死病原微生物的能力。抗生素的抗菌活性通常用效价单位来表示，即抗菌效价指抗生素药物的作用强度。在临床应用中，抗生素的效价可准确地反映抗生素的医疗价值，以“单位（U/IU）”表示。

如：硫酸链霉素　798U/mg

　　青霉素钠　1670U/mg

　　杆菌肽　74U/mg

二、抗生素效价单位

抗生素效价的标示量原则上应按所含特定的抗菌活性部分的重量来计算。在应用中，抗生素类药物有效成分的表示方法是按照各种抗生素的特点及使用经验，采用符合客观实际的效价单位表示。常用的抗生素效价单位有质量单位、类似质量单位、质量折算单位、特定单位。

（一）质量单位

质量单位以抗生素中所含特定的抗菌活性部分（纯游离碱或游离酸）的质量1μg作为1U，即1mg=1000U。碱性抗生素以纯碱的量作为有效部分的量；酸性抗生素以纯酸的量作为有效部分的量。

如：硫酸链霉素抗菌活性是以链霉素效价单位表示的，其链霉素的效价单位是以具活性成分链霉素碱的“活性”质量表示的，即1链霉素效价单位=1μg链霉素碱，这里是“活性微克”而不是“重量微克”。采用这种方法表示，对不同有机酸根的同一抗生素，只要单位一样或有效部分质量一样，则这一抗生素的各种盐类虽然称重不同，但实际有效含量是相同的。

（二）类似质量单位

类似质量单位以特定的纯抗生素制品盐的质量1μg作为1U，即1mg=1000U，其中包括了无抗菌活性的酸根在内，如四环素盐酸盐（包括无生物活性的盐酸根在内）。这种类似质量单位虽然并不合理，但在国际上已经习惯沿用。

（三）质量折算单位

质量折算单位是以特定的纯抗生素制品的某一质量为1U而加以折算。

如：青霉素国际标准品，青霉素钠0.5988μg为1U，即1670U/mg。

课堂活动：则80万单位的青霉素钠称重应为多少？

（四）特定单位

特定单位是指对于不易得到纯品、组成成分较复杂的抗生素，在开始生产及临床使用时，只能以一特定量的标准品（或对照品）作为1U。

如：杆菌肽国际标准品为74U/mg。

这类抗生素的效价单位的精确定义很难确定，折算效价也难以计算，只能以国际标准品的效价单位作为比较的基准。

目前，抗生素的剂量原则上以纯品的质量表示，并加注单位。如土霉素0.25g（250000U）；但个别品种仍以习惯沿用，如青霉素仍用单位表示剂量。

第三节　抗生素的标准品与供试品

一、抗生素微生物检定用标准品

标准品是指用于生物检定、抗生素或生化药品中含量或效价测定的标准物质，按效价单位（或μg）计，以国际标准品进行标定。抗生素的标准品是与供试品同质、纯度较高的抗生素，用作效价测定时的标准，每毫克含有一定的单位。标准品分为国际标准品和国家标准品。经国际协议，每1mg标准品中含有一定的单位，其单位称为国际单位（IU）。通过一定的检定方法，以原有的国际标准品的效价单位为基准测得的效价也用国际单位（IU）表示。国际标准品制备量有限，主要供各国检定国家标准品时做对照用，不用于常规检验和具体科研工作中。随着技术的发展，制品的纯度不断提高，即单位质量的制品中所含的效价单位不断增加，但新标出的国际标准品的效价单位是根据上一次国际标准品的标示效价标化出来的，因此每一个效价单位的效力在前后两批国际标准品是一样的，供试品若与上一批的国际标准品对比，也应得出相同的效价。实际上新标准品开始生效后，上一批标准品即停止使用。

我国的标准品由中国食品药品检定研究院（简称中检院）统一负责选样、分装、协作标定、确定效价单位等，并统一向全国各使用单位分发。凡是国际上已制备的国际标准品的品种，在制备国家标准品时，均须与国际标准品比较而定出效价，对于我国特有的品种则根据一定的原则自定效价单位。每当中检院下发新批标准品后，原有批号的标准品则自动作废。

标准品必须能久贮不变质，一般制成干燥粉末，熔封于装有惰性气体或真空安瓿里，或准确量分后冷冻干燥，置于-20℃避光保存。

二、供试品

供试品是供检定其效价的样品，它的活性组分应与标准品基本相同。需用各品种项下规定的溶剂溶解，再按估计效价或标示量稀释至与标准品相当的浓度。

第四节　抗生素微生物检定法的种类

一、概况

抗生素微生物检定法是国际上通用的、经典的抗生素效价测定方法。自20世纪40年代建立至今，各国药典普遍采用。虽然伴随着HPLC等化学分析技术的发展，一些抗生素品种的效价测定已被化学分析法所取代，但由于微生物检定法能直观、特异地反映出抗生素药品的抗菌活性；多组分抗生素由于不同活性组分生物活性的差异，化学测定结果难以准确表征组分组成、含量和生物活性间的关系；另外，许多抗生素品种由于各种原因无适当的化学分析方法表征其活性，故抗生素微生物检定法目前在各国药典中仍占有重要的地位，短期内化学分析法也不可能完全取代微生物检定法。

抗生素微生物检定法是利用抗生素在低微浓度下能选择地抑制或杀死微生物的特点，以抗生素的抗菌活性为指标，来衡量抗生素中的有效成分效力的方法。

依据试验设计原理的不同，抗生素微生物检定法可分为浊度法、管碟法。2020年版《中国药典》收载的抗生素微生物检定法包括两种，即管碟法和浊度法。

二、浊度法

浊度法是利用抗生素在液体培养基中对试验菌生长的抑制作用，通过测定培养后细菌浊度的大小比较标准品与供试品对试验菌生长抑制的程度，以测定供试品效价的一种方法。其测定原理是分别加入抗生素标准品和供试品到已接种有试验菌的培养液中，因不同浓度的抗生素对试验菌的抑制作用不同，在一定时间内，通过测量培养基内试验菌浓度（浊度）变化就可确定供试品的效价。

浊度法在液体中进行，故不受扩散因素的影响，因此不会像管碟法那样易受钢管的放置、滴液的速度、液面的高低、菌层厚薄等种种因素影响抗生素在琼脂表面扩散，而造成结果的差异或实验的失败。同时，浊度法测定时间短、误差小、可进行自动化测定、易实行规范化操作。该法是我国药典（2020年版）抗生素微生物检定的第二法。

三、管碟法

管碟法是利用抗生素在琼脂培养基内的扩散作用，比较标准品与供试品两者对接种的试验菌产生抑菌圈的大小，以测定供试品效价的一种方法。

管碟法测定的原理是利用抗生素在含敏感试验菌的琼脂培养基中的球面扩散渗透作用，从而形成一定的抑菌圈。通过琼脂培养基，可观察并测量出抑菌圈的大小。在一定的抗生素浓度范围内，对数剂量（浓度）与抑菌圈的表面积或直径成正比。所谓抑菌圈，是指抗生素抑菌浓度所能到达之处细菌不能生长而呈现出透明的抑菌范围，此范围一般呈圆形。根据抑菌圈的大小除了可将供试品和标准品进行比较，计算出供试品效价外，还可根据抑菌圈的大小判断细菌和真菌对药物的敏感程度，进行药敏试验。该法是我国药典（2020年版）抗生素微生物检定的第一法。

测定结果经计算所得的效价，如低于估计效价的90%或高于估计效价的110%时，应调整其估计效价，重新试验。

第五节　管碟法

本法系利用抗生素在琼脂培养基内的扩散作用，比较标准品与供试品两者对接种的试验菌产生抑菌圈的大小，以测定供试品效价的一种方法。

一、菌悬液的制备

1.枯草芽孢杆菌悬液

取枯草芽孢杆菌［CMCC（B）63501］的营养琼脂斜面培养物，接种于盛有营养琼脂培养基的培养瓶中，在35~37℃培养7日，用革兰染色法涂片镜检，应有芽孢85%以上。用灭菌水将芽孢洗下，在65℃加热30min，备用。

2.短小芽孢杆菌悬液

取短小芽孢杆菌［CMCC（B）63202］的营养琼脂斜面培养物，按照上述方法制备。

3.金黄色葡萄球菌悬液

取金黄色葡萄球菌［CMCC（B）26 003］或［ATCC29213］的营养琼脂斜面培养物，接种于营养琼脂培养瓶斜面上，在35~37℃培养20~22h。临用时，用灭菌水或0.9%灭菌氯化钠溶液将菌苔洗下，备用。

4.藤黄微球菌悬液

取藤黄微球菌［CMCC（B）28001］的营养琼脂斜面培养物，接种于盛有营养琼脂培养基的培养瓶中，在26~27℃培养24h，或采用适当方法制备的菌斜面，用培养基Ⅲ或0.9%灭菌氯化钠溶液将菌苔洗下，备用。

5.大肠埃希菌悬液

取大肠埃希菌［CMCC（B）44103］的营养琼脂斜面培养物，接种于营养琼脂培养瓶斜面上，在35~37℃培养20~22h。临用时，用灭菌水将菌苔洗下，备用。

6.啤酒酵母菌悬液

取啤酒酵母菌［ATCC9763］的Ⅴ号培养基琼脂斜面培养物，接种于Ⅳ号培养基琼脂斜面上。在32~35℃培养24h，用灭菌水将菌苔洗下置含有灭菌玻璃珠的试管中，振摇均匀，备用。

7.肺炎克雷伯菌悬液

取肺炎克雷伯菌［CMCC（B）46117］的营养琼脂斜面培养物，接种于营养琼脂斜面上，在35~37℃培养20~22h。临用时，用无菌水将菌苔洗下，备用。

8.支气管炎博德特菌悬液

取支气管炎博德特菌［CMCC（B）58403］的营养琼脂斜面培养物，接种于营养琼脂斜面上，在32~35℃培养24h。临用时，用无菌水将菌苔洗下，备用。

二、标准品溶液的制备

标准品的使用和保存，应照标准品说明书的规定。临用时照表11-1的规定进行稀释。

表11-1 抗生素微生物检定试验设计表（部分）

抗生素类别	试验菌	培养基		灭菌缓冲液pH值	抗生素浓度范围单位/mL	培养条件	
		编号	pH值			温度/℃	时间/h
链霉素	枯草芽孢杆菌［CMCC（B）63 501］	Ⅰ	7.8~8.0	7.8	0.6~1.6	35~37	14~16
卡那霉素	枯草芽孢杆菌［CMCC（B）63 501］	Ⅰ	7.8~8.0	7.8	0.9~4.5	35~37	14~16
阿米卡星	枯草芽孢杆菌［CMCC（B）63 501］	Ⅰ	7.8~8.0	7.8	0.9~4.5	35~37	14~16
巴龙霉素	枯草芽孢杆菌［CMCC（B）63 501］	Ⅰ	7.8~8.0	7.8	0.9~4.5	35~37	14~16
核糖霉素	枯草芽孢杆菌［CMCC（B）63 501］	Ⅰ	7.8~8.0	7.8	2.0~12.0	35~37	14~16
卷曲霉素	枯草芽孢杆菌［CMCC（B）63 501］	Ⅰ	7.8~8.0	7.8	10.0~40.0	35~37	14~16
磺苄西林	枯草芽孢杆菌［CMCC（B）63 501］	Ⅰ	6.5~6.6	6.0	5.0~10.0	35~37	14~16
去甲万古霉素	枯草芽孢杆菌［CMCC（B）63 501］	Ⅶ	6.0	6.0	9.0~43.7	35~37	14~16
庆大霉素	短小芽孢杆菌［CMCC（B）63 202］	Ⅰ	7.8~8.0	7.8	2.0~12.0	35~37	14~16
红霉素	短小芽孢杆菌［CMCC（B）63 202］	Ⅰ	7.8~8.0	7.8	5.0~20.0	35~37	14~16

续表

抗生素类别	试验菌	培养基		灭菌缓冲液pH值	抗生素浓度范围单位/mL	培养条件	
		编号	pH值			温度/℃	时间/h
新霉素	金黄色葡萄球菌［CMCC（B）26 003］	Ⅱ	7.8~8.0	7.8①	4.0~25.0	35~37	14~16
四环素	藤黄微球菌［CMCC（B）28 001］	Ⅱ	6.5~6.6	6.0	10.0~40.0	35~37	14~16
土霉素	藤黄微球菌［CMCC（B）28 001］	Ⅱ	6.5~6.6	6.0	10.0~40.0	35~37	16~18

①含3%氯化钠。

标准品的品种、分子式及理论计算值见表11-2。

表11-2　抗生素标准品品种与理论值

标准品品种	理论计算值/（U/mg）	标准品品种	理论计算值/（U/mg）
红霉素	1000	氯霉素	1000
链霉素	798.3	磺苄西林	904.0
卡那霉素	831.6	四环素	1000
土霉素	927	去甲万古霉素	975.2

三、供试品溶液的制备

精密称（或量）取供试品适量，用各品种项下规定的溶剂溶解后，再按估计效价或标示量照表11-1的规定稀释至与标准品相当的浓度。

四、双碟的制备

取直径约90mm，高16~17mm的平底双碟，分别注入加热融化的培养基（表11-1）20mL，使在碟底内均匀摊布，放置水平台面上使凝固，作为底层。另取培养基适量加热融化后，放冷至48~50℃（芽孢可至60℃），加入规定的试验菌悬液适量（能得清晰的抑菌圈为度。二剂量法标准品溶液的高浓度所致的抑菌圈直径在18~22mm，三剂量法标准品溶液的中心浓度所致的抑菌圈直径在15~18mm），摇匀，在每1双碟中分别加入5mL，使在底层上均匀摊布，作为菌层。放置在水平台上冷却后，在每1双碟中以等距离均匀安置不锈钢小管（内径为6.0mm ± 0.1mm，高为10.0mm ± 0.1mm，外径为7.8mm ± 0.1mm）4个（二剂量法）或6个（三剂量法），用陶瓦圆盖覆盖备用。

五、检定法

(一)操作流程

管碟法操作流程主要包括:

(1)试验用菌液、缓冲液、培养基的配制:按药典规定进行制备。

(2)标准品与供试品溶液的制备:按药典规定制备标准品与供试品高、低不同浓度的溶液。

(3)双碟的制备:制备底层及含一定量试验菌的菌层,并安置小钢管。

(4)滴加药液到小钢管内:将标准品、供试品溶液滴入相应的小钢管中。注意滴加顺序及高、低剂量溶液的滴加顺序;控制加样操作,以保证滴加样品溶液速度及量的均匀一致。

(5)培养:在恒温培养箱中培养至规定时间,在培养箱中勿水平叠放双碟为宜。

(6)抑菌圈测量:可用手工测量或仪器测量,每组试验双碟应在相同的测量参数下进行测量。

(7)计算结果:先进行可靠性测验,若符合规定,再进行效价计算。

(二)二剂量法与三剂量法

二剂量法取照上述方法制备的双碟不得少于4个,在每1双碟中对角的2个不锈钢小管中分别滴装高浓度及低浓度的标准品溶液,其余2个小管中分别滴装相应的高低两种浓度的供试品溶液;高、低浓度的剂距为2∶1或4∶1。在规定条件下培养后,测量各个抑菌圈直径(或面积),照生物检定统计法(通则1431)中的(2.2)法进行可靠性测验及效价计算。

三剂量法取照上述方法制备的双碟不得少于6个,在每1双碟中间隔的3个不锈钢小管中分别滴装高浓度(S_3)、中浓度(S_2)及低浓度(S_1)的标准品溶液,其余3个小管中分别滴装相应的高、中、低三种浓度的供试品溶液;高、低浓度的剂距为1∶0.8。在规定条件下培养后,测量各个抑菌圈直径(或面积),照生物检定统计法(通则1431)中的(3.3)法进行可靠性测验及效价计算。

(三)操作注意事项

1. 试验环境

由于管碟法是微量的微生物分析法,因此实验室应防止抗生素及微生物的污染。用于样品处理的实验室和用于制备双碟的无菌间内、地板、水平操作台、钢管放置器、钢管、墙壁及各种玻璃仪器、工作服、工作人员双手等都要避免抗生素污染。无菌间要求有紫外灯、温控设备、稳固水平的试验台、隔水式培养箱、恒温水浴箱。实验室温度应控制在30℃以下。

2.仪器用具

玻璃容器应清洗、灭菌；用于容量分析的玻璃仪器应标化，校正后方可使用。双碟的规格应符合药典规定（直径约90mm，高16~17mm）；双碟需清洗、灭菌后使用。钢管的规格应符合药典规定（内径6.0mm ± 0.1mm，高10.0mm ± 0.1mm，外径7.8mm ± 0.lmm；每组钢管重量差异不大于 ± 0.5mg）；钢管需清洗、灭菌后使用。

3.试验菌

抗生素效价测定用试验菌应具备如下特点：对抗生素成分敏感，对杂质、降压物质及毒性物质无作用或作用很低；灵敏、稳定、抑菌圈边缘清晰、测定误差小；易于培养、保存，无致病性；与同品种国际通用药典所用试验菌一致，以便效价单位的统一。

试验菌的菌龄对抑菌圈有一定影响，故检定时应保持菌种及菌液的新鲜。一般菌种1个月转种1次，冰箱冷藏保存。对易变异菌株，在制备菌悬液前应进行单菌分离，其他菌株可半年分离1次。

4.操作次序上的误差

滴加双碟小钢管的次序所致的误差受操作者的熟练程度的影响，同时在方法设计上也无法抵消这种误差。因此，要求滴加迅速。在操作很多检品时，以分批操作为好，切勿同时放置几排双碟先滴好标准品溶液后滴加各批供试品溶液，这样会造成供试品与标准品溶液的扩散时间和细菌生长时间产生人为差异，引起误差。在制备标准曲线时，双碟数量较多，滴加抗生素溶液至钢管的时间、各个双碟的时间应基本一致。

5.抑菌圈的测量

测量抑菌圈是管碟法的重要环节，应尽量避免主观误差的产生。

六、检定的影响因素

管碟法的原理是以扩散为基础的，所以只要是能影响扩散的因素就能影响测定结果的准确性。抑菌圈的大小受到扩散时间、抗生素总量、琼脂层厚度及最小抑菌浓度等因素的影响，在检定中应控制这些因素的影响。另外，管碟法又是以抗生素浓度与抑菌圈直径呈直线关系的平行原理设计的，因此对影响直线的斜率、截距及直线平行性等因素也要加以控制，才能保证检验结果的准确可靠。

（一）抑菌圈质量的控制

1.抑菌圈的形状

实验中抑菌圈常有破裂、不圆、甚至无圈的现象。其原因是多方面的，这些情况的产生主要是由于在滴加抗生素溶液时药液溅出或漏出、毛细滴管碰到钢管；双碟、钢管、钢管放置器内有残留抗生素污染；试验菌菌龄过老；污染杂菌或菌层培养基加菌液时，培养基温度偏高或受热时间过长，使检定菌部分被烫死，这些均会致使抑菌圈不圆整、破裂甚至无圈。稀释抗生素溶液用的缓冲液pH和盐浓度也可影响抑菌圈的圆整。如四环素类抗生素，当缓冲液pH过低或过高，相邻抑菌圈可相互影响而呈椭圆形。当抑菌圈过大或钢管位置不规则时，相邻圈之间的抗生素浓度超过最低抑菌浓度，而使抑菌圈扩大呈椭圆形等。

2.抑菌圈的大小

抗生素所致抑菌圈的大小不仅受抗生素量多少的影响，而且与抗生素的最低抑菌浓度、琼脂层厚度、抗生素在琼脂内扩散系数、抗生素在小钢圈中的量以及抗生素的扩散时间等因素有关。钢管中滴加抗生素的量应保持一致准确，包括称量、稀释均匀准确。稀释用的仪器、容器均匀标准。同时小钢管的规格也应一致，内外壁光，两端平齐光滑，壁厚薄均匀一致，质量一致，切面圆整；适时恰当地放置小钢管，防止放置小钢管时重力不一致。抑菌圈的大小还受抗生素扩散时间的影响，故预先延长抗生素的扩散时间会使抑菌圈变大。操作中若各钢管中加液时间不同，会影响抑菌圈的大小。所以一组双碟加样时，应尽量缩短加液间隔时间，并保持加样速度的均匀性，以减小误差。

3.抑菌圈边缘的清晰度

抑菌圈边缘的清晰度是影响测量误差的重要因素之一。导致抑菌圈不清晰的原因主要有抑菌圈在形成过程中抗生素的扩散系数紊乱、不均一；试验菌培养物不纯；不适当地延长培养时间；以及培养基原材料的成分与质量、pH、盐浓度等都有可能影响抑菌圈边缘的清晰度。

（二）标准品与供试品的同质性

抗生素效价测定方法依据的原理是量反应平行线原理，即标准品与供试品的剂量反应直线是相互平行的，若不平行，则斜率不等，计算结果将产生较大的误差。造成两者不平行的原因，除操作上可能引入的误差外，主要是标准品与供试品内在质量的不同所致。如多组分抗生素标准品所含的抗菌活性物质或影响抗菌活性物质的量与供试品有所不同，则可使量反应平行直线不平行。

抗生素微生物检定记录（丙酸交沙霉素颗粒）

抗生素微生物检定记录（硫酸庆大霉素注射液）

第六节　浊度法

本法系利用抗生素在液体培养基中对试验菌生长的抑制作用，通过测定培养后细菌浊度值的大小，比较标准品与供试品对试验菌生长抑制的程度，以测定供试品效价的一种方法。

一、菌悬液制备

1.金黄色葡萄球菌悬液

取金黄色葡萄球菌［CMCC（B）26003］的营养琼脂斜面培养物，接种于营养琼脂斜面上，在35~37℃培养20~22h。临用时，用灭菌水或0.9%灭菌氯化钠溶液将菌苔洗下，备用。

2.大肠埃希菌悬液

取大肠埃希菌［CMCC（B）44103］的营养琼脂斜面培养物，接种于营养琼脂斜面上，在35~37℃培养20~22h。临用时，用灭菌水将菌苔洗下，备用。

3.白色念珠菌悬液

取白色念珠菌［CMCC（F）98001］的改良马丁琼脂斜面的新鲜培养物，接种于10mL培养基Ⅸ中，置35~37℃培养8h，再用培养基Ⅸ稀释至适宜浓度，备用。

二、标准品溶液的制备

标准品的使用和保存，应照标准品说明书的规定。临用时按照表11-3的规定进行稀释。

标准品的品种、分子式及理论计算值见表11-2。

表11-3　抗生素微生物检定浊度法试验设计表

抗生素类别	试验菌	培养基		灭菌缓冲液pH值	抗生素浓度范围单位/mL	培养条件
		编号	pH值			温度/℃
庆大霉素	金黄色葡萄球菌［CMCC（B）26 003］	Ⅲ	7.0~7.2	7.8	0.15~1.0	35~37
链霉素	金黄色葡萄球菌［CMCC（B）26 003］	Ⅲ	7.0~7.2	7.8	2.4~10.8	35~37
阿米卡星	金黄色葡萄球菌［CMCC（B）26 003］	Ⅲ	7.0~7.2	7.8	0.8~2.0	35~37
红霉素	金黄色葡萄球菌［CMCC（B）26 003］	Ⅲ	7.0~7.2	7.8	0.1~0.85	35~37
新霉素	金黄色葡萄球菌［CMCC（B）26 003］	Ⅲ	7.0~7.2	7.8	0.92~1.50	35~37
四环素	金黄色葡萄球菌［CMCC（B）26 003］	Ⅲ	7.0~7.2	6.0	0.05~0. 33	35~37
氯霉素	金黄色葡萄球菌［CMCC（B）26 003］	Ⅲ	7.0~7.2	7.0	5.5~13.3	35~37
磷霉素钠	大肠埃希菌［CMCC（B）44 103］	Ⅲ	7.0~7.2	7.0	12.0~42.0	35~37
磷霉素钙	大肠埃希菌［CMCC（B）44 103］	Ⅲ	7.0~7.2	7.0	12.0~31.0	35~37

三、供试品溶液的制备

精密称（或量）取供试品适量，照各品种项下规定进行供试品溶液的配制。

四、含试验菌液体培养基的制备

临用前，取规定的试验菌悬液适量（35~37℃培养3~4h后测定的吸光度在0.3~0.7，且剂距为2的相邻剂量间的吸光度差值不小于0.1），加入各规定的液体培养基中，混合，使在试验条件下能得到满意的剂量-反应关系和适宜的测定浊度。

已接种试验菌的液体培养基应立即使用。

五、检定法

标准曲线法：除另有规定外，取适宜的大小厚度均匀的已灭菌试管，在各品种项下规定的剂量-反应线性范围内，以线性浓度范围的中间值作为中间浓度，标准品溶液选择5个剂量，剂量间的比例应适宜（通常为1：1.25或更小），供试品根据估计效价或标示量溶液选择中间剂量，每一剂量不少于3个试管。在各试验管内精密加入含试验菌的液体培养基9.0mL，再分别精密加入各浓度的标准品或供试品溶液各1.0mL，立即混匀，按随机区组分配将各管在规定条件下培养至适宜测量的浊度值（通常约为4h），在线测定或取出立即加入甲醛溶液（1→3）0.5mL以终止微生物生长，在530nm或580nm波长处测定各管的吸光度。

同时另取2支试管各加入药品稀释剂1.0mL，再分别加入含试验菌的液体培养基9.0mL，其中一支试管与上述各管同法操作作为细菌生长情况的阳性对照，另一支试管立即加入甲醛溶液0.5mL，混匀，作为吸光度测定的空白液。照标准曲线法进行可靠性检验和效价计算。

六、抗生素微生物检定法标准曲线法的计算及统计学检验

相关检测仪器通常包括计算方法及过程，故略去。

七、培养基及其制备方法

培养基及其制备方法见《中国药典》（2020年版）四部。

目标检测

一、选择题

（一）单项选择题

1. 下列关于管碟法的特点叙述不正确的是（　　）。

A. 影响因素多　　B. 专属性差　　C. 灵敏度高

D. 操作烦琐　　E. 样品用量多

2. 下列说法不正确的是（　　）。

A. 标准品系指用于生物检定、抗生素或生化药品中含量或效价测定的标准物质

B. 抗生素国际标准品由各国指定检定机构或药厂协作标定后决定

C. 凡是国际上已制备的国际标准品的品种，在制备国家标准品时，均与国际标准品比较而定出效价

D. 每当中检所下发新批标准品后，原有批号的标准品则自动作废

E. 标准品必须能久贮不变质

3.下列哪个不是影响抗生素效价测定的因素(　　)。

A.抑菌圈的大小

B.抑菌圈的形状

C.抑菌圈边缘的清晰度

D.高、低剂量供试液滴加的顺序

E.标准品与供试品的同质性

4.下列关于双碟制备前准备的叙述正确的是(　　)。

A.无菌室开启紫外灯最多30min

B.无须用水平仪校正测定保证操作平台的水平

C.将已灭菌的生物检定用培养皿及吸管移至无菌室内

D.将熔化好的生物检定用培养基于70℃保温

E.从冰箱中拿出的菌液可直接使用

5.抗生素效价单位的表示方法不包括(　　)。

A.质量单位　　B.重量单位　　C.类似质量单位

D.特定单位　　E.质量折算单位

6.关于双碟制备的注意事项，叙述错误的是(　　)。

A.玻璃双碟一定要干燥，不能有冷凝水

B.刻度吸管的尖嘴被割掉一点变成大口后易发生堵塞

C.用于倒菌层的培养基温度不能高于48℃，芽孢可至60℃

D.摇匀菌层培养基时，一定注意不能摇出气泡

E.无论是倒底层还是菌层动作都要快

7.抗生素鉴别常用的方法不包括(　　)。

A.官能团的显色反应　　B.光谱法　　C.色谱法

D.物理化学法　　E.生物学法

8.下列关于抗生素的说法错误的是(　　)。

A.结构、组成复杂　　B.同系物多，异构体多，降解物多

C.分子结构大多不稳定，降解后疗效上升，活性产物易发生变异

D.发酵过程不易控制　　E.生产工艺复杂易受污染

(二)多项选择题

1.根据试验设计不同，管碟法可分为(　　)。

A.一剂量法　　B.稀释法　　C.二剂量法

D.三剂量法　　E.浊度法

2.抗生素效价单位的表示方法有（　　）。

A.质量单位　　B.类似质量单位　　C.重量单位

D.特定单位　　E.质量折算单位

3.2020年版《中国药典》收载的抗生素微生物检定法包括（　　）。

A.一剂量法　　B.稀释法　　C.二剂量法

D.管碟法　　E.浊度法

4.抗生素的作用机制包括（　　）。

A.阻碍细菌细胞壁的合成

B.与细菌细胞膜相互作用

C.抑制蛋白质的合成

D.阻碍细菌DNA的生物合成

E.阻碍细菌RNA的生物合成

5.管碟法检定的影响因素包括（　　）。

A.扩散系数　　B.扩散时间　　C.抗生素总量

D.琼脂层厚度　　E.最小抑菌浓度

二、简答题

1.抗生素微生物检定法的原理是什么？

2.管碟法测定抗生素效价是怎样进行的？在操作时有哪些基本要求？

3.在抗生素效价的微生物测定中，有哪些因素会影响到效价测定的准确性？

实训项目四　抗生素效价的微生物检定法

（链霉素的效价测定）

【实训目的】

1.掌握管碟法的基本原理和方法。

2.掌握二剂量法测定链霉素效价的操作。

【试验原理】

管碟法是利用抗生素在琼脂培养基内的扩散作用，将已知浓度的标准品溶液与未知浓度的样品溶液在含有敏感试验菌的琼脂表面进行扩散渗透，形成含一定浓度的抗生素球形区，从而抑制试验菌的繁殖，呈现出透明的抑菌圈。根据抗生素在一定浓度范围内的对数剂量与抑菌圈的直径（面积）呈线性关系，通过比较标准品溶液与样品产生抑菌圈的大小，计算出样品的效价。

【实训内容】

一、试验材料

1.设备与器材

恒温培养箱、分析天平、抑菌圈面积（直径）测量仪、培养皿（双碟）、小钢管、镊子、容量瓶、吸管、移液管、陶瓦盖。

2.药品与试剂

链霉素标准品、链霉素样品、pH7.8灭菌磷酸盐缓冲液、营养琼脂培养基（普通培养基）、效价测定用培养基（培养基Ⅰ）。

3.试验菌

以枯草芽孢杆菌［CMCC（B）63501］为试验菌。

二、试验方法与步骤

1.菌悬液的制备

取枯草芽孢杆菌［CMCC（B）63501］的营养琼脂斜面培养物，接种于盛有营养琼脂培养基的培养液中，在35~37℃培养7日，用革兰染色法涂片镜检，应有芽孢85%以上。用灭菌水5mL将芽孢洗下，在65℃加热30min，备用。

2.磷酸盐缓冲液、标准品溶液、供试品溶液的配制

（1）pH7.8灭菌磷酸盐缓冲液：用于标准品的稀释。取磷酸氢二钾5.59g与磷酸二氢钾0.41g加水成1000mL，滤过，115℃灭菌30min即得。

（2）标准品溶液：准确称取链霉素标准品30mg左右，溶解在一定量的灭菌蒸馏水中，然后用pH7.8磷酸盐缓冲液分2~3步稀释，最终使成高剂量S_2为1.4U/mL、低剂量S_1为0.7U/mL的两种链霉素溶液。

（3）供试品溶液：按链霉素样品的标示效价或原料药的估计效价，称取或量取一定量，先用灭菌蒸馏水溶解或稀释，再用pH7.8磷酸盐缓冲液分2~3步稀释，最终使成T_2（高剂量）为1.4U/mL、T_1（低剂量）为0.7U/mL的两种链霉素样品溶液。

3.配制效价测定用培养基

效价测定用培养基为培养基Ⅰ。

4.制备双碟

（1）倒底层培养基：用灭菌大口吸管（20mL）吸取预先在100℃水浴中熔化的测定用培养基20mL，注入培养皿，凝固后更换干燥的陶瓦盖，于35~37℃培养箱中保温。

（2）倒含菌层：取出储备菌液，用灭菌吸管吸取菌悬液，加入100mL测定用培养基内，摇匀。用灭菌大口10mL吸管（或小量筒）吸取菌层培养基5mL，迅速均匀摊布在底层培养基上，置于水平台上，盖上陶瓦盖，放置20~30min，备用。

5.放置小钢管

菌层凝固后，用灭菌镊子或钢管放置器在每一双碟中以等距离均匀安置4个小钢管，注意使小钢管平稳落在培养基上，各个小钢管下落的高度应一致。盖上陶瓦盖，双碟静置5~10min，使小钢管在琼脂内稍下沉稳定后，再开始滴加抗生素溶液。

6.滴碟、培养

取上述标准品两种溶液和供试品两种溶液，用毛细滴管滴加到小钢管内。滴加完毕后，盖上陶瓦盖，水平移入培养箱中，于35~37℃培养14~16h。

注意：滴加链霉素溶液的毛细滴管在滴加前必须用滴加液流洗2~3次，滴加溶液至小钢管口平满，滴加溶液间隔不可过长。每种溶液必须各用1支毛细滴管。

7.测量抑菌圈及记录

培养14~16h后，取出双碟，打开陶瓦盖，将小钢管取出，放入消毒液中，换玻璃盖。检查抑菌圈是否圆整，若破圈或抑菌圈不圆整，应弃之。测量出每一抑菌圈的直径。数值保留至小数点后2位。可用抑菌圈面积测量仪进行测量。

【实训检测】

1.试分析双碟中出现破圈或抑菌圈不完整现象的原因。

2.滴加抗生素溶液可否将所有双碟的S滴加好以后，再滴加T等其他溶液？为什么？

附录一　非无菌药品微生物计数标准

非无菌药品的微生物限度标准是基于药品的给药途径和对患者健康潜在的危害以及中药的特殊性而制定的。药品的生产、贮存、销售过程中的检验，中药提取物及辅料的检验，新药标准制定，进口药品标准复核，考察药品质量及仲裁等，除另有规定外，其微生物限度均以本标准为依据。

1.制剂通则、品种项下要求无菌的制剂及标示无菌的制剂

应符合无菌检查法规定。

2.用于手术、严重烧伤、严重创伤的局部给药制剂

应符合无菌检查法规定。

3.非无菌化学药品制剂、生物制品制剂、不含药材原粉的中药制剂的生物限度标准

（1）口服给药固体制剂：

需氧菌数：每1mL/g不得过10^3cfu；

霉菌及酵母菌总数：每1mL/g不得过10^2；

控制菌：不得检出大肠埃希菌（1mL/1g），含脏器提取物的制剂还不得检出沙门菌（10mL/10g）。

（2）口服给药液体制剂：

需氧菌数：每1mL/g不得过10^2cfu；

霉菌及酵母菌总数：每1mL/g不得过10^1；

控制菌：不得检出大肠埃希菌（1mL/1g），含脏器提取物的制剂还不得检出沙门菌（10mL/10g）。

（3）口腔黏膜给药制剂（齿银给药制剂、鼻用制剂）：

需氧菌数：每1mL/g不得过10^2cfu；

霉菌及酵母菌总数：每1mL/g不得过10^1；

控制菌：不得检出大肠埃希菌、金黄色葡萄球菌、铜绿假单胞菌（1g、1mL或$10cm^2$）。

（4）耳用制剂、皮肤给药制剂：

需氧菌数：每1mL/g不得过10^2cfu；

霉菌及酵母菌总数：每1mL/g不得过10^1；

控制菌：不得检出金黄色葡萄球菌、铜绿假单胞菌（1g、1mL或$10cm^2$）。

（5）呼吸道吸入给药制剂：

需氧菌数：每1mL/g不得过10^2cfu；

霉菌及酵母菌总数：每1mL/g不得过10^1；

控制菌：不得检出大肠埃希菌、金黄色葡萄球菌、铜绿假单胞菌、耐胆盐革兰阴性菌（1g或1mL）。

（6）阴道、尿道给药制剂：

需氧菌数：每1mL/g不得过10^2cfu；

霉菌及酵母菌总数：每1mL/g不得过10^1；

控制菌：不得检出金黄色葡萄球菌、铜绿假单胞菌、白色念珠菌（1g、1mL或$10cm^2$）；中药制剂还不得检出梭菌。

（7）直肠给药（固体及半固体制剂）：

需氧菌数：每1mL/g不得过10^3cfu；

霉菌及酵母菌总数：每1mL/g不得过10^2；

控制菌：不得检出金黄色葡萄球菌、铜绿假单胞菌（1g或1mL）。

（8）直肠给药（液体制剂）：

需氧菌数：每1mL/g不得过10^2cfu；

霉菌及酵母菌总数：每1mL/g不得过10^2；

控制菌：不得检出金黄色葡萄球菌、铜绿假单胞菌（1g或1mL）。

（9）其他局部给药制剂：

需氧菌数：每1mL/g不得过10^2cfu；

霉菌及酵母菌总数：每1mL/g不得过10^2；

控制菌：不得检出金黄色葡萄球菌、铜绿假单胞菌（1g、1mL或$10cm^2$）。

注：化学药品制剂和生物制品制剂若含有未经提取的动植物来源的成分及矿物质，还不得检出沙门菌（10g或10mL）。

4.非无菌含药材原粉的中药制剂的微生物限度标准

（1）固体口服给药制剂（不含豆豉、神曲等发酵原粉）：

需氧菌数：每1mL/g不得过10^4cfu；

霉菌及酵母菌总数：每1mL/g不得过10^2cfu；

控制菌：不得检出大肠埃希菌（1g）；不得检出沙门菌（10g）；耐胆盐革兰阴性菌应小于10^2cfu/g。

（2）固体口服给药制剂（含豆豉、神曲等发酵原粉）：

需氧菌数：每1mL/g不得过10^5cfu；

霉菌及酵母菌总数：每1mL/g不得过5×10^2cfu；

控制菌：不得检出大肠埃希菌（1g）；不得检出沙门菌（10g）；耐胆盐革兰阴性菌应小于10^2cfu/g。

（3）液体及半固体口服给药制剂（不含豆豉、神曲等发酵原粉）：

需氧菌数：每1mL/g不得过5×10^2cfu；

霉菌及酵母菌总数：每1mL/g不得过10^2cfu；

控制菌：不得检出大肠埃希菌（1g或1mL）；不得检出沙门菌（10g或10mL）；耐胆盐革兰阴性菌应小于10^1cfu（1g或1mL）。

（4）液体及半固体口服给药制剂（含豆豉、神曲等发酵原粉）：

需氧菌数：每1mL/g不得过10^3cfu；

霉菌及酵母菌总数：每1mL/g不得过10^2；

控制菌：不得检出大肠埃希菌（1g或1mL）；不得检出沙门菌（10g或10mL）；耐胆盐革兰阴性菌应小于10^1cfu（1g或1mL）。

（5）固体局部给药制剂（用于表皮或黏膜不完整）：

需氧菌数：每1mL/g不得过10^3cfu；

霉菌及酵母菌总数：每1mL/g不得过10^2；

控制菌：不得检出金黄色葡萄球菌、铜绿假单胞菌（1g或$10cm^2$）；阴道、尿道给药制剂还不得检出白色念珠菌、梭菌（1g或$10cm^2$）。

（6）固体局部给药制剂（用于表皮或黏膜完整）：

需氧菌数：每1mL/g不得过10^4cfu；

霉菌及酵母菌总数：每1mL/g不得过10^2；

控制菌：不得检出金黄色葡萄球菌、铜绿假单胞菌（1g或$10cm^2$）；阴道、尿道给药制剂还不得检出白色念珠菌、梭菌（1g或$10cm^2$）。

（7）液体及半固体局部给药制剂（用于表皮或黏膜不完整）：

需氧菌数：每1mL/g不得过10^2cfu；

霉菌及酵母菌总数：每1mL/g不得过10^2；

控制菌：不得检出金黄色葡萄球菌、铜绿假单胞菌（1g或1mL）；阴道、尿道给药制剂还不得检出白色念珠菌、梭菌（1g或1mL）。

（8）液体及半固体局部给药制剂（用于表皮或黏膜完整）：

需氧菌数：每1mL/g不得过10^2cfu；

霉菌及酵母菌总数：每1mL/g不得过10^2；

控制菌：不得检出金黄色葡萄球菌、铜绿假单胞菌（1g或1mL）；阴道、尿道给药制剂还不得检出白色念珠菌、梭菌（1g或1mL）。

5.非无菌药用原料及辅料的微生物限度标准

需氧菌数：每1mL/g不得过10^3cfu；

霉菌及酵母菌总数：每1mL/g不得过10^2；

控制菌：未做统一规定。

6.中药提取物及中药饮片的微生物限度标准

（1）中药提取物：

需氧菌数：每1mL/g不得过10^3cfu；

霉菌及酵母菌总数：每1mL/g不得过10^2；

控制菌：未做统一规定。

（2）直接口服及泡服饮片：

需氧菌数：每1mL/g不得过10^5cfu；

霉菌及酵母菌总数：每1mL/g不得过10^3；

控制菌：不得检出埃希菌（1g或1mL）；不得检出沙门菌（10g或10mL）；耐胆盐革兰阴性菌应小于10^4cfu（1g或1mL）。

7.有兼用途径的制剂

应符合各给药途径的标准。

8.除中药饮片外，非无菌药品的需氧菌总数、霉菌和酵母菌总数照“非无菌产品微生物限度检查：微生物计数法（药典通则1105）”检查；非无菌药品的控制菌照“非无菌产品微生物限度检查：控制菌检查法（药典通则1106）”检查。各品种项下规定的需氧菌总数、霉菌和酵母菌总数标准解释如下：

10^1cfu：可接受的最大菌数为20；

10^2cfu：可接受的最大菌数为200；

10^3cfu：可接受的最大菌数为2000；以此类推。

中药饮片的需氧菌总数、霉菌和酵母菌总数及控制菌检查照“中药饮片微生物限度检查法”（药典通则1108）检查；各品种项下规定的需氧菌总数、霉菌和酵母菌总数标准解释如下：

10^1cfu：可接受的最大菌数为50；

10^2cfu：可接受的最大菌数为500；

10^3cfu：可接受的最大菌数为5000；

10^4cfu：可接受的最大菌数为50000；以此类推。

9.本限度标准所列的控制菌对于控制某些药品的微生物质量可能并不全面，因此，对于原料、辅料及某些特定的制剂，根据原辅料及其制剂的特性和用途、制剂的生产工艺等因素，可能还需检查其他具有潜在危害的微生物。

10.除了本限度标准所列的控制菌外，药品中若检出其他可能具有潜在危害性的微生物，应从以下方面进行评估。

药品的给药途径：给药途径不同，其危害不同；

药品的特性：药品是否促进微生物生长，或者药品是否有足够的抑制微生物生长能力；

药品的使用方法；

用药人群：用药人群不同，如新生儿、婴幼儿及体弱者，风险可能不同；

患者使用免疫抑制剂和甾体类固醇激素等药品的情况；

存在疾病、伤残和器官损伤等。

11.当进行上述相关因素的风险评估时，评估人员应经过微生物学和微生物数据分析等方面的专业知识培训。评估原辅料微生物质量时，应考虑相应制剂的生产工艺、现有的检测技术及原辅料符合该标准的必要性。

附录二 非无菌产品微生物限度检查指导原则

为更好地应用非无菌产品微生物限度检查：微生物计数法（通则105）、非无菌产品微生物限度检查：控制菌检查法（通则106）及非无菌药品微生物限度标准（通则1107），特制定本指导原则。

非无菌药品中污染的某些微生物可能导致药物活性降低，甚至使药品丧失疗效，从而对患者健康造成潜在的危害。因此，在药品生产、贮藏和流通各个环节中，药品生产企业应严格遵循GMP的指导原则，以降低产品受微生物污染程度。非无菌产品微生物计数法、控制菌检查法及药品微生物限度标准可用于判断非无菌制剂及原料、辅料、中药饮片等是否符合药典的规定，也可用于指导制剂、原料、辅料、中药饮片等微生物质量标准的制定，及指导生产过程中间产品微生物质量的监控。本指导原则将对微生物限度检查方法和标准中的特定内容及应用做进一步的说明。

（1）供试液制备方法、抑菌成分的消除方法及需氧菌总数、霉菌和酵母菌总数计数方法应尽量选择微生物计数方法中操作简便、快速的方法，同时，所选用的方法应避免损伤供试品中污染的微生物。对于抑菌作用较强的供试品，在供试品溶液性状允许的情况下，应尽量选用薄膜过滤法进行试验。

（2）对照培养基系指按培养基处方特别制备、质量优良的培养基，用于培养基适用性检查，以保证药品微生物检验用培养基的质量。对照培养基由中国食品药品检定研究院研制及分发。

（3）进行微生物计数方法适用性试验时，若因没有适宜的方法消除供试品中的抑菌作用而导致微生物回收的失败，应采用能使微生物生长的更高稀释级供试液进行方法适用性试验。此时更高稀释级供试液的确认要从低往高的稀释级进行，最高稀释级供试液的选择根据供试品应符合的微生物限度标准和菌数报告规则而确定，如供试品应符合的微生物限度标准是1g需氧菌总数不得过10^3cfu，那么最高稀释级是1：10^3。

（4）若采用允许的最高稀释级供试液进行方法适用性试验还存在1株或多株试验菌的回收率达不到要求，那么应选择回收情况最接近要求的方法进行供试品的检测。如某种产品对某试验菌有较强的抑菌性能，采用薄膜过滤法的回收率为40%，而采用培养基稀释法的回收率为30%，那么应选择薄膜过滤法进行该供试品的检测。在此情况下，生产单位或研制单位应根据原辅料的微生物质量、生产工艺及产品特性进行产品的风险评估，以保证检验方法的可靠性，从而保证产品质量。

（5）控制菌检查法没有规定进一步确证疑似致病菌的方法。若供试品检出疑似致病菌，确证的方法应选择已被认可的菌种鉴定方法，如细菌鉴定一般依据《伯杰氏系统细菌学手册》。

（6）药品微生物检查过程中，如果药典规定的微生物计数方法不能对微生物在规定限度标准的水平上进行有效的计数，那么应选择经过验证的且检测限尽可能接近其微生物限度标准的方法对样品进行检测。

（7）用于手术、严重烧伤及严重创伤的局部给药制剂应符合无菌检查法要求。对用于创伤程度难以判断的局部给药制剂，若没有证据证明药品不存在安全性风险，那么该药品应符合无菌检查法要求。

（8）药品微生物限度标准中，药用原料、辅料及中药提取物仅规定检查需氧菌总数、霉菌和酵母菌总数。因此，在制定其微生物限度标准时，应根据原辅料及中药提取物的微生物污染特性、用途、相应制剂的生产工艺及特性等因素，还需控制具有潜在危害的致病菌。

（9）对于2020年版《中国药典》制剂通则项下有微生物限度要求的制剂，微生物限度为必检项目；对于只有原则性要求的制剂（如部分化学药品的丸剂、口服片剂、胶囊剂、颗粒剂），应对其被微生物污染的风险进行评估。在保证产品对患者安全的前提下，通过回顾性验证或在线验证积累的微生物污染数据表明每批均符合微生物限度标准的要求，那么可不进行批批检验，但必须保证每批最终产品均符合微生物限度标准规定。上述固体制剂若因制剂本身及工艺的原因导致产品易受微生物污染，应在品种项下列出微生物限度检查项及微生物限度标准。

（10）制定药品的微生物限度标准时，除了依据“非无菌药品微生物限度标准（通则1107）”外，还应综合考虑原辅料来源、性质、生产工艺条件、给药途径及微生物污染对患者的潜在危险等因素，提出合理安全的微生物限度标准，如特殊品种以最小包装单位规定限度标准。必要时，某些药品为保证其疗效、稳定性及避免对患者的潜在危害性，应制定更严格的微生物限度标准，并在品种项下规定。

附录三　药品微生物实验室质量管理指导原则

药品微生物实验室质量管理指导原则用于指导药品微生物检验实验室的质量控制。涉及生物安全的操作，应符合相应国家、行业、地方的标准和规定等。

药品微生物的检验结果受很多因素的影响，如样品中微生物可能分布不均匀、微生物检验方法的误差较大等。因此，在药品微生物检验中，为保证检验结果的可靠性，必须使用经验证的检测方法并严格按照药品微生物实验室质量管理指导原则要求进行检验。

药品微生物实验室质量管理指导原则包括以下几个方面：人员、培养基、试剂、菌种、设施和环境条件、设备、样品、检验方法、污染废弃物处理、结果有效性的保证、实验记录、结果的判断和检测报告、文件等。

一、人员

微生物实验室应设置质量负责人、技术管理者、检验人员、生物安全责任人、生物安全监督员、菌种管理员及相关设备和材料管理员等岗位，可通过一人多岗设置。

从事药品微生物试验工作的人员应具备微生物学或相近专业知识的教育背景。

检验人员必须熟悉相关检测方法、程序、检测目的和结果评价。微生物实验室的管理者其专业技能和经验水平应与他们的职责范围相符，如管理技能、实验室安全、试验安排、预算、实验研究、实验结果的评估和数据偏差的调查、技术报告书写等。

实验人员上岗前应依据所在岗位和职责接受相应的培训，在确认他们可以承担某一试验前，他们不能独立从事该项微生物试验。培训内容包括胜任工作所必需的设备操作、微生物检验技术等方面的培训，如无菌操作、培养基制备、消毒、灭菌、注平板、菌落计数、菌种的转种、传代和保藏、洁净区域的微生物监测、微生物检查方法和鉴定基本技术等，经考核合格后方可上岗。

实验人员应经过实验室生物安全方面的培训，熟悉生物安全操作知识和消毒灭菌知识，保证自身安全，防止微生物在实验室内部污染。

实验室应确定实验人员持续培训的需求，制定继续教育计划，保证知识与技能不断地更新。

实验室应确定人员具备承担相应实验室活动的能力，以及评估偏离影响程度的能力。可通过参加内部质量控制、能力验证或实验室间比对等方式客观评估检验人员的能力，并授权从事相应的实验室活动，必要时对其进行再培训并重新评估。当使用一种非经常使用的方法或技术时，有必要在检测前确认微生物检测人员的操作技能。

所有人员的培训、考核内容和结果均应记录归档。

二、培养基

培养基是微生物试验的基础，直接影响微生物试验结果。适宜的培养基制备方法、贮藏条件和质量控制试验是提供优质培养基的保证。

微生物实验室使用的培养基可按培养基处方配制，也可使用按处方生产的符合规定的脱水培养基配制，或直接采用商品化的预制培养基。

商品化的脱水培养基或预制培养基应设立接收标准，并进行符合性验收，包括品名、批号、数量、生产单位、外观性状（瓶盖密封度、内容物有无结块霉变等）、处方和使用说明、有效期、贮藏条件、生产商提供的质控报告和/或其他相关材料（如配方变更）。

1.培养基的配制

制备培养基时，应选择质量符合要求的脱水培养基或单独配方组分进行配制。不应使用结块、颜色发生变化或其他物理性状明显改变的脱水培养基。

脱水培养基或单独配方组分应在适当的条件下贮藏，如低温、干燥和避光，所有的容器应密封，尤其是盛放脱水培养基的容器。

为保证培养基质量的稳定可靠并符合要求，配制时，脱水培养基应按使用说明上的要求操作，自制培养基应按配方准确配制。各脱水培养基或各配方组分称量应达到相应的精确度。配制培养基最常用的溶剂是纯化水。应记录各称量物的重量和水的使用量。

配制培养基所用容器不得影响培养基质量，一般为玻璃容器。培养基配制所用的容器和配套器具应洁净，可用纯化水冲洗玻璃器皿以消除清洁剂和外来物质的残留。对热敏感的培养基，如糖发酵培养基其分装容器一般应预先进行灭菌，以保证培养基的无菌性。

配制时，培养基应完全溶解混匀，再行分装与灭菌。若需要加热助溶，应注意不要过度加热，以避免培养基颜色变深。如需要添加其他组分时，加入后应充分混匀。

2.培养基的灭菌

培养基应采用经验证的灭菌程序灭菌。商品化的预制培养基必须附有所用灭菌方法的资料。培养基灭菌一般采用湿热灭菌技术，特殊培养基可采用薄膜过滤除菌等技术。

培养基若采用不适当的加热和灭菌条件，有可能引起颜色变化、透明度降低、琼脂凝固力或pH值的改变。因此，培养基应采用验证的灭菌程序灭菌，培养基灭菌方法和条件，可通过无菌性试验和适用性检查（或灵敏度检查）试验进行验证。此外，对高压灭菌器的蒸汽循环系统也要加以验证，以保证在一定装载方式下的正常热分布。温度缓慢上升的高压灭菌器可能导致培养基的过热，过度灭菌可能会破坏绝大多数的细菌和真菌培养基促生长的质量。灭菌器中培养基的容积和装载方式也将影响加热的速度。此外还应关注灭菌后培养基体积的变化。

应确定每批培养基灭菌后的pH值（冷却至25℃左右测定）。若培养基处方中未列出pH值的范围，除非经验证表明培养基的pH值允许的变化范围很宽，否则，pH值的范围不能超过规定值±0.2。如需灭菌后进行调整，应使用灭菌或除菌的溶液。

3.培养基的贮藏

自配的培养基应标记名称、批号、配制日期、制备人等信息，并在已验证的条件下贮藏。商品化的预制培养基应根据培养基使用说明书上的要求进行贮藏，所采用的贮藏和运输条件应使成品培养基最低限度地失去水分并提供机械保护。

培养基灭菌后不得贮藏在高压灭菌器中，琼脂培养基不得在0℃或0℃以下存放，因为冷冻可能破坏凝胶特性，培养基保存应防止水分流失，避光保存。琼脂平板最好现配现用，如置冰箱保存，一般不超过1周，且应密闭包装，若延长保存期限，保存期需经验证确定。

4.培养基的质量控制试验

实验室应制定试验用培养基的质量控制程序，确保所用培养基质量符合相关检查的需要。

实验室配制或商品化的成品培养基的质量依赖于其制备过程，采用不适宜方法制备的培养基将影响微生物的生长或复苏，从而影响试验结果的可靠性。

所有配制好的培养基均应进行质量控制试验。实验室配制的培养基的常规监控项目是pH值、适用性检查或灵敏度检查试验，定期的稳定性检查以确定有效期。培养基在有效期内应依据适用性检查试验确定培养基质量是否符合要求。有效期的长短取决于在一定存放条件下（包括容器特性及密封性）的培养基其组成成分的稳定性。

除药典通则另有规定外，在实验室中，若采用已验证的配制和灭菌程序制备培养基且过程受控，那么同一批脱水培养基的适用性检查试验可只进行1次。如果培养基的制备过程未经验证，那么每一灭菌批培养基均要进行适用性检查或灵敏度检查试验。试验的菌种可根据培养基的用途从相关通则中进行选择，也可增加生产环境及产品中常见的污染菌株。

培养基的质量控制试验若不符合规定，应寻找不合格的原因，以防止问题重复出现。任何不符合要求的培养基均不能使用。

固体培养基灭菌后的再融化只允许1次，以避免因过度受热造成培养基质量下降或微生物污染。培养基的再融化一般采用水浴或流通蒸汽加热，若采用其他溶解方法，应对其进行评估，确认该溶解方法不影响培养基质量。融化的培养基应置于45~50℃的环境中，不得超过8h。使用过的培养基（包括失效的培养基）应按照国家污染废物处理相关规定进行。

制成平板或分装于试管的培养基应进行下列检查：容器和盖子不得破裂，装量应相同，尽量避免形成气泡，固体培养基表面不得产生裂缝，在冷藏温度下不得形成结晶，不得污染微生物等。

用于环境监控的培养基须特别防护，以防止外来污染物的影响及避免出现假阳性结果。

实验室应有文件规定微生物实验用培养基、原材料及补充添加物的采购、验收、贮藏、制备、灭菌、质量检查与使用的全过程，并对培养基的验收、制备、灭菌、贮藏（包括灭菌后）、质量控制试验和使用情况等进行记录，包括培养基名称、制造商、批号、表观特性、配制日期和配制人员的标识、称量、配制及分装的体积、pH值、灭菌设备及程序等，按处方配制的培养基记录还应包括成分名称及用量。

三、试剂

微生物实验室应有试剂接收、检查和贮藏的程序，以确保所用试剂质量符合相关检查要求。

实验用关键试剂，在使用和贮藏过程中，应对每批试剂的适用性进行验证。实验室应对试剂进行管理控制，保存和记录相关资料。

实验室配制的所有试剂、试液及溶液应贴好标签，标明名称、制备依据、适用性、浓度、贮藏条件、制备日期、有效期及制备人等信息。

四、菌种

试验过程中，生物样本可能是最敏感的，因为它们的活性和特性依赖于合适的试验操作和贮藏条件。实验室菌种的处理和保藏的程序应标准化，使尽可能减少菌种污染和生长特性的改变。按统一操作程序制备的菌株是微生物试验结果一致性的重要保证。

药品微生物检验用的试验菌应为有明确来源的标准菌株，或使用与标准菌株所有相关特性等效的可以溯源的商业派生菌株。

标准菌株应来自认可的国内或国外菌种保藏机构，其复苏、复壮或培养物的制备应按供应商提供的说明或按已验证的方法进行。从国内或国外菌种保藏机构获得的标准菌株经过复活并在适宜的培养基中生长后，即为标准储备菌株。标准储备菌株应进行纯度和特性确认。标准储备菌株保存时，可将培养物等份悬浮于抗冷冻的培养基中，并分装于小瓶中，建议采用低温冷冻干燥、液氮贮存、超低温冷冻（低于-30℃）等方法保存。低于-70℃或低温冷冻干燥方法可以延长菌种保存时间。标准储备菌株可用于制备每月或每周1次转种的工作菌株。冷冻菌种一旦解冻转种制备工作菌株后，不得重新冷冻和再次使用。

工作菌株的传代次数应严格控制，不得超过5代（从菌种保藏机构获得的标准菌株为第0代），以防止过度的传代增加菌种变异的风险。1代是指将活的培养物接种到微生物生长的新鲜培养基中培养，任何形式的转种均被认为是传代1次。必要时，实验室应对工作菌株的特性和纯度进行确认。

工作菌株不可替代标准菌株，标准菌株的商业衍生物仅可用作工作菌株。标准菌株如果经过确认试验证明已经老化、退化、变异、污染等或该菌株已无使用需要时，应及时灭菌销毁。

菌种必须定期转种传代，并做纯度、特性等实验室所需关键指标的确认，实验室应建立菌种管理（从标准菌株到工作菌株）的文件和记录，内容包括菌株的申购、进出、收集、贮藏、确认、转种、使用以及销毁等全过程。每支菌种都应注明其名称、标准号、接种日期、传代数，并记录菌种生长的培养基和培养条件、菌种保藏的位置和条件等信息。

五、设施和环境条件

微生物实验室应具有进行微生物检测所需的适宜、充分的设施条件，实验环境应保证不影响检验结果的准确性。微生物实验室应专用，并与生产、办公等其他区域分开。

1.实验室的布局和运行

微生物实验室的布局与设计应充分考虑到试验设备安装、良好微生物实验室操作规范和实验室安全的要求。以能获得可靠的检测结果为重要依据，且符合所开展微生物检测活动生物安全等级的需要。实验室布局设计的基本原则是既要最大可能防止微生物的污染，又要防止检验过程对人员和环境造成危害，同时还应考虑活动区域的合理规划及区分，避免混乱和污染，提高微生物实验室操作的可靠性。

微生物实验室的设计和建筑材料应考虑其适用性，以利清洁、消毒并减少污染的风险。洁净区域应配备独立的空气机组或空气净化系统，以满足相应的检验要求，包括温度和湿度的控制，压力、照度和噪声等都应符合工作要求。空气过滤系统应定期维护和更换，并保存相关记录。微生物实验室应包括相应的洁净区域和生物安全控制区域，同时应根据实验目的，在时间或空间上有效分隔不相容的实验活动，将交叉污染的风险降到最低。生物安全控制区域应配备满足要求的生物安全柜，以避免有危害性的生物因子对实验人员和实验环境造成危害。霉菌试验要有适当的措施防止孢子污染环境。对人或环境有危害的样品应采取相应的隔离防护措施。

一般情况下，药品微生物检验的实验室应有符合无菌检查法（通则1101）及非无菌产品微生物限度检查：微生物计数法（通则1105）和控制菌检查法（通则1106）要求的、用于开展无菌检查和微生物限度检查及无菌采样等检测活动的、独立设置的洁净室（区）或隔离系统，并配备相应的阳性菌实验室、培养室、试验结果观察区、培养基及实验用具准备（包括灭菌）区、样品接收和贮藏室（区）、标准菌株贮藏室（区）、污染物处理区和文档处理区等辅助区域。微生物基因扩增检测实验室原则上应设分隔开的工作区域以防止污染，包括（但不限于）试剂配制与贮存区、核酸提取区、核酸扩增区和扩增产物分析区。应对上述区域明确标识。

微生物实验的各项工作应在专属的区域进行，以降低交叉污染、假阳性结果和假阴性结果出现的风险。无菌检查应在隔离器系统或B级背景下的A级单向流洁净区域中进行，微生物限度检查应在不低于D级背景下的生物安全柜或B级洁净区域内进行。A级和B级区域的空气供给应通过终端高效空气过滤器（HEPA）。

一些样品若需要证明微生物的生长或进一步分析培养物的特性，应在生物安全控制区域进行。任何出现微生物生长的培养物不得在实验室洁净区域内打开。对染菌的样品及培养物应有效隔离，以减少假阳性结果的出现。病原微生物的分离鉴定工作应在相应级别的生物安全实验室进行。

实验室应制定进出洁净区域的人和物的控制程序和标准操作规程，对可能影响检验结果的工作（如洁净度验证及监测、消毒、清洁、维护等）或涉及生物安全的设施和环境条件的技术要求能够有效地控制、监测并记录，当条件满足检测方法要求方可进行样品检测工作。微生物实验室使用权限应限于经授权的工作人员，实验人员应了解洁净区域的正确进出的程序，包括更衣流程，该洁净区域的预期用途、使用时的限制及限制原因，适当的洁净级别。

2.环境监测

微生物实验室应按相关国家标准制定完整的洁净室（区）和隔离系统的验证和环境监测标准操作规程，环境监测项目和监测频率及对超标结果的处理应有书面程序。监测项目应涵盖到位，包括对空气悬浮粒子、浮游菌、沉降菌、表面微生物及物理参数（温度、相对湿度、换气次数、气流速度、压差、噪声等）的有效控制和监测。环境监测按药品洁净实验室微生物监测和控制指导原则（指导原则9205）进行。

3.清洁、消毒和卫生

微生物实验室应制定清洁、消毒和卫生的标准操作规程，规程中应涉及环境监测结果。

实验室在使用前和使用后应进行消毒，并定期监测消毒效果，要有足够的洗手和手消毒设施。实验室应有对有害微生物发生污染的处理规程。

所用的消毒剂种类应满足洁净实验室相关要求并定期更换。理想的消毒剂既能杀死广泛的微生物、对人体无毒害、不会腐蚀或污染设备，又有清洁剂的作用，性能稳定、作用快、残留少、价格合理。对所用消毒剂和清洁剂的微生物污染状况应进行监测，并在确认的有效期内使用，A级和B级洁净区应当使用无菌的或经无菌处理的消毒剂和清洁剂。

六、设备

微生物实验室应配备与检验能力和工作量相适应的仪器设备，其类型、测量范围和准确度等级应满足检验所采用标准的要求。设备的安装和布局应便于操作，易于维护、清洁和校准，并保持清洁和良好的工作状态。用于试验的每台仪器、设备应该有唯一标识。

仪器设备应有合格证书，实验室在仪器设备完成相应的检定、校准、验证、确认其性能，并形成相应的操作、维护和保养的标准操作规程后方可正式使用，仪器设备使用和日常监控要有记录。

1.设备的维护

为保证仪器设备处于良好工作状态，应定期对其进行维护和性能验证，并保存相关记录。仪器设备若脱离实验室或被检修，恢复使用前应重新确认其性能符合要求。

重要的仪器设备，如培养箱、冰箱等，应由专人负责进行维护和保管，保证其运行状态正常和受控，同时应有相应的备用设备以保证试验菌株和微生物培养的连续性，高压灭菌器、隔离器、生物安全柜等设备实验人员应经培训后持证上岗。对于培养箱、冰箱、高压灭菌锅等影响实验准确性的关键设备应在其运行过程中对关键参数（如温度、压力）进行连续观测和记录，有条件的情况下尽量使用自动记录装置。如果发生偏差，应评估对以前的检测结果造成的影响并采取必要的纠正措施。

对于一些容易污染微生物的仪器设备，如水浴锅、培养箱、冰箱和生物安全柜等应定期进行清洁和消毒。

对试验用的无菌器具应实施正确的清洗、灭菌措施，并形成相应的标准操作规程，无菌器具应有明确标识并与非无菌器具加以区别。

实验室的某些设备（例如培养箱、高压灭菌器等）应专用，除非有特定预防措施，以防止交叉污染。

2.校准、性能验证和使用监测

微生物实验室所用的仪器应根据日常使用的情况进行定期的校准，并记录。校准的周期和校验的内容根据仪器的类型和设备在实验室产生的数据的重要性不同而不同。仪器上应有标签说明校准日期和再校准日期。

3.温度测量装置

温度不但对实验结果有直接的影响，而且还对仪器设备的正常运转和正确操作起关键作用。相关的温度测量装置如培养箱和高压灭菌器中的温度计、热电耦和铂电阻温度计，应具有可靠的质量并进行校准，以确保所需的精确度，温度设备的校准应遵循国家或国际标准。

温度测量装置可以用来监控冰箱、超低温冰箱、培养箱、水浴锅等设备的温度，应在使用前验证此类装置的性能。

4.灭菌设备

灭菌设备的灭菌效果应满足使用要求。应使用多种传感器（如温度、压力等）监控灭菌过程。对实际应用的灭菌条件和装载状态需定期进行性能验证，经过维修或工艺变化等可能对灭菌效果产生影响时，应重新验证。应定期使用生物指示剂检查灭菌设备的效果并记录，指示剂应放在不易达到灭菌的部位。日常监控可以采用物理或化学方式进行。

非简单压力容器操作人员需持有特种作业人员证书。

5.生物安全柜、层流超净工作台、高效过滤器

应由有专业技能的人员进行生物安全柜、层流超净工作台及高效过滤器的安装与更换，要按照确认的方法进行现场生物和物理的检测，并定期进行再验证。

实验室生物安全柜和层流超净工作台的通风应符合微生物风险级别及符合安全要求。应定期对生物安全柜、层流超净工作台进行监测，以确保其性能符合相关要求。实验室应保存检查记录和性能测试结果。

6.其他设备

悬浮粒子计数器、浮游菌采样器应定期进行校准；pH计、天平和其他类似仪器的性能应定期或在每次使用前确认；若湿度对实验结果有影响，湿度计应按国家或国际标准进行校准；当所测定的时间对检测结果有影响时，应使用校准过的计时仪或定时器；使用离心机时，应评估离心机每分钟的转数，若离心是关键因素，离心机应该进行校准。

七、样品

1.样品采集

试验样品的采集，应遵循随机抽样的原则，由经过培训的人员在受控条件下进行，并防止污染。如需无菌抽样，应采用无菌操作技术，并在具有无菌条件的特定区域中进行。抽样环境应监测并记录，同时还需记录采样时间。抽样的任何消毒过程（如抽样点的消毒）不能影响样品中微生物的检出。

所抽样品应有清晰标识，避免样品混淆和误用。标识应包括样品名称、批号、抽样日期、采样容器、抽样人等信息，使标识安全可见并可追溯。

2.样品储存和运输

待检样品应在合适的条件下贮藏并保证其完整性，尽量减少污染的微生物发生变化。样品在运输过程中，应保持原有（规定）的储存条件或采取必要的措施

（如冷藏或冷冻）。应明确规定和记录样品的贮藏和运输条件。

3.样品的确认和处理

实验室应有被检样品的传递、接收、储存和识别管理程序。

实验室在收到样品后应根据有关规定尽快对样品进行检查，并记录被检样品所有相关信息，如接收日期、样品状况、采样信息（包括采样日期和采样条件等）、贮藏条件。

如果样品存在数量不足、包装破损、标签缺失、温度不适等，实验室应在决定是否检测或拒绝接受样品之前与相关人员沟通。样品的包装和标签有可能被严重污染，因此，搬运和储存样品时应小心以避免污染的扩散，容器外部的消毒应不影响样品的完整性。样品的任何异常状况在检验报告中应有说明。

选择具有代表性的样品，根据有关的国家或国际标准，或者使用经验证的实验方法，尽快进行检验。

实验室应按照书面管理程序对样品进行保留和处置。已知被污染的样品应经过无害化处理。

八、检验方法

1.检验方法选择

药品微生物检验时，应根据检验目的选择适宜的方法进行样品检验。

2.检验方法的适用性确认

药典方法或其他相关标准中规定的方法是经过验证的，在引入检测之前，实验室应证实能够正确地运用这些方法。

样品检验时所采用的方法应经适用性确认。当发布机构修订了标准方法，应在所需的程度上重新进行方法适用性确认。

实验室对所用商业检测系统如试剂盒应保留确认数据，这些确认数据可由制造者提供或由第三方机构评估，必要时，实验室应对商业检测系统进行确认。

3.检验方法的验证

如果检验方法不是标准中规定的方法，使用前应进行替代方法的验证，确认其应用效果优于或等同于标准方法。替代方法的验证按药品微生物检验替代方法验证指导原则（指导原则9201）进行。

九、污染废弃物处理

实验室应有妥善处理废弃样品、过期（或失效）培养基和有害废弃物的设施和制度，旨在减少检查环境和材料的污染。污染废弃物管理应符合国家和地方法规的要求，并应交由当地环保部门资质认定的单位进行最终处置，由专人负责并书面记录和存档。

药品微生物实验室应当制定针对所操作微生物危害的安全应急预案，规范生物安全事故发生时的操作流程和方法，避免和减少紧急事件对人员、设备和工作的伤害和影响，如活的培养物洒出必须就地处理，不得使培养物污染扩散。实验室还应配备消毒剂、化学和生物学的溢出处理盒等相关装备。

十、检测结果有效性的保证

1.内部质量控制

为评估实验室检测结果的持续有效，实验室应制订质量控制程序和计划，对内部质量控制活动的实施内容、方式、责任人及结果评价依据做出明确的规定。质量控制计划应尽可能覆盖实验室的所有检测人员和检测项目。

对于药品微生物检测项目，实验室可定期使用标准样品（如需氧菌总数标准样品等）、质控样品或用标准菌株人工污染的样品等开展内部质量控制，并根据工作量、人员水平、能力验证结果、外部评审等情况明确规定质控频次。

在实施人员比对、设备比对和方法比对时，要选取均匀性和稳定性符合要求的样品进行。

2.外部质量评估

实验室应参加与检测范围相关的能力验证或实验室之间的比对实验来评估检测能力水平，通过参加外部质量评估来评定检测结果的偏差。

实验室应对评估结果进行分析，适时改进。

十一、实验记录

实验结果的可靠性依赖于试验严格按照标准操作规程进行，而标准操作规程应指出如何进行正确的试验操作。为保证数据完整性，实验记录应包含所有关键的实验细节，确保可重复该实验室活动。

实验记录至少应包括以下内容：实验日期、检品名称、实验人员姓名、标准操作规程编号或方法、实验结果、偏差（存在时）、实验参数（如环境、设备、菌种、培养基和批号以及培养温度）、复核人签名等。

实验记录上还应显示出检验标准的选择，如果使用的是药典标准，必须保证是现行有效的标准。

试验所用的每一个关键的实验设备均应有记录，设备日志或表格应设计合理，以满足试验记录的追踪性，设备温度（水浴、培养箱、灭菌器）必须记录，且具有追溯性。

实验记录可以是纸质的，也可以是电子的。实验记录的修改应可追溯到前一个版本，并能保存原始及修改后的数据和文档，包括修改日期、修改内容和修改人员。

归档的数据应确保安全。电子数据应定期备份，其备份及恢复流程必须经过验证。纸质数据应便于查阅。数据的保存期限应满足相应规范要求，并建立数据销毁规程，数据的销毁应经过审批。

十二、结果的判断和检测报告

由于微生物试验的特殊性，在实验结果分析时，对结果应进行充分和全面的评价，所有影响结果观察的微生物条件和因素均应考虑，包括与规定的限度或标准有很大偏差的结果；微生物在原料、辅料或试验环境中存活的可能性；微生物的生长特性等。特别要了解实验结果与标准的差别是否有统计学意义。若发现实验结果不符合药典各品种项下要求或另外建立的质量标准，应进行原因调查。引起微生物污染结果不符合标准的原因主要有两个：试验操作错误或产生无效结果的试验条件；产品本身的微生物污染总数超过规定的限度或检出控制菌。

异常结果出现时，应进行调查。调查时应考虑实验室环境、抽样区的防护条件、样品在该检验条件下以往检验的情况、样品本身具有使微生物存活或繁殖的特性等情况。此外，回顾试验过程，也可评价该实验结果的可靠性及实验过程是否恰当。如果试验操作被确认是引起实验结果不符合的原因，那么应制定纠正和预防措施，按照正确的操作方案进行实验，在这种情况下，对试验过程及试验操作应特别认真地进行监控。

样品检验应有重试的程序，如果依据分析调查结果发现试验有错误而判实验结果无效，应进行重试。如果需要，可按相关规定重新抽样，但抽样方法不能影响不符合规定结果的分析调查。上述情况应保留相关记录。

微生物实验室检测报告应该符合检测方法的要求。实验室应准确、清晰、明确和客观地报告每一项或每一份检测的结果。检测报告的信息应该完整、可靠。

检验过程出现与微生物相关的不合规范的数据，均属于微生物数据偏差。对实验室偏差数据的调查，有利于持续提高实验室数据的可靠性。

十三、文件

应当充分表明试验是在实验室里按可控的程序进行的，一般包括以下方面：人员培训与资格确认；设备验收、验证、检定（或校准期间核查）和维修；设备使用中的运行状态（设备的关键参数）；培养基制备、贮藏和质量控制；菌种管理；检验规程中的关键步骤；数据记录与结果计算的确认；质量责任人对试验报告的评估；数据偏离的调查。

所有程序和支持文件，应保持现行有效并易于人员取阅。涉及生物安全的操作现场应防止文件被污染。

附录四　药品洁净实验室微生物监测和控制指导原则

本指导原则是用于指导药品微生物检验用的洁净室等受控环境微生物污染情况的监测和控制。

药品洁净实验室是指用于药品无菌或微生物检验用的洁净区域、隔离系统及其受控环境。药品洁净实验室的洁净级别按空气悬浮粒子大小和数量的不同参考现行“药品生产质量管理规范”分为A、B、C、D 4个级别。为维持药品洁净实验室操作环境的稳定性、确保检测结果的准确性，应对药品洁净实验室进行微生物监测和控制，使受控环境维持可接受的微生物污染风险水平。

本指导原则包括人员要求、初次使用的洁净实验室参数确认、监测方法、监测频次及监测项目、监测标准、警戒限和纠偏限、数据分析及偏差处理、微生物鉴定和微生物控制。

一、人员

从事药品洁净实验室微生物监测和控制的人员应符合“药品微生物实验室质量管理指导原则（指导原则9203）”的相关要求。

二、确认

初次使用的洁净实验室应进行参数确认，确认参数包括物理参数、空气悬浮粒子和微生物。洁净实验室的关键设备发生重大变化时应重新进行参数测试。

药品洁净实验室物理参数的测试应当在微生物监测方案实施之前进行，确保操作顺畅，保证设备系统的运行能力和可靠性。主要的物理参数包括高效空气过滤器完整性、气流组织、空气流速（平均风速），换气次数、压差、温度和相对湿度等。测试应在模拟正常检测条件下进行。

各级别洁净环境物理参数建议标准及最长监测周期见附表1，必要时，各实验室应根据洁净实验室使用用途、检测药品的特性等制定适宜的参数标准。物理参数测试方法参照《洁净室施工及验收规范》的现行国家标准中附录D3高效空气过滤器现场扫描检漏方法、附录E12气流的检测、附录E1风量和风速的检测、附录E2静压差的检测、附录E5温湿度的检测进行。

附表1　各级别洁净环境物理参数建议标准及最长监测周期

<table>
<tr><th rowspan="2">洁净度级别</th><th colspan="7">物理参数</th></tr>
<tr><th>过滤器完整性</th><th>气流组织</th><th>空气流速（平均风速）</th><th>换气次数</th><th>压差</th><th>温度</th><th>相对湿度</th></tr>
<tr><td>A级</td><td rowspan="4">检漏试验
监测周期
24个月</td><td>单向流
监测周期24个月</td><td>0.2~0.50m/s
（设备）
0.36~0.54m/s
（设施）
监测周期12个月</td><td>—</td><td rowspan="4">洁净区与非洁净区之间压差不小于10Pa；不同级别洁净区之间压差不小于10Pa；监测周期6个月</td><td rowspan="4">18~26℃
监测周期6个月</td><td rowspan="4">45%~65%
监测周期6个月</td></tr>
<tr><td>B级</td><td>①单向流（静态）
监测周期24个月
②非单向流</td><td>①单向流（静态）
0.25~0.50m/s
监测周期12个月
②非单向流</td><td>①单向流
②非单向流
40~60h^{-1}
监测周期12个月</td></tr>
<tr><td>C级</td><td>非单向流</td><td></td><td>20~40h^{-1}
监测周期12个月</td></tr>
<tr><td>D级</td><td>非单向流</td><td></td><td>6~20h^{-1}
监测周期12个月</td></tr>
</table>

初次使用的洁净实验空气悬浮粒子和微生物的确认监测按照以下“监测”进行。

三、监测

药品洁净实验室应进行日常监测和定期监测，日常监测一般包括压差、温度、相对湿度等；定期监测应在风险评估的基础上建立洁净环境监测计划。定期监测内容包括物理参数、非生物活性的空气悬浮粒子数和有生物活性的微生物监测，其中微生物监测包括环境浮游菌和沉降菌监测，及关键的检测台面、人员操作服表面及5指手套等的微生物监测。

当洁净区有超净工作台、空气调节系统等关键设备发生重大改变时应重新进行验证。

1.悬浮粒子监测

(1)悬浮粒子监测方法：除取样点的选择和数量、取样量和取样时间外，药品洁净实验室悬浮粒子的监测参考《医药工业洁净室(区)悬浮粒子的测试方法》的现行国家标准进行。

取样点的选择应具有代表性，应考虑洁净室布局、设备配置和气流系统的特点，可以根据风险情况在最少取样点数量的基础上增加取样点。推荐最少取样点数量(NL)见附表2。

附表2　推荐最少取样点数量

面积S/m^2 小于或等于	最少采样点数目	面积S/m^2 小于或等于	最少采样点数目
2	1	56	11
4	2	64	12
6	3	68	13
8	4	72	14
10	5	76	15
24	6	104	16
28	7	116	18
32	8	148	19
36	9	156	20
52	10		

注：面积处于两数之间的，取两者之间的较大数值。

(2)取样量和取样时间：每个取样点的取样量至少为2L，取样时间最少为1min。各取样点的单次取样量应相同。

2.悬浮粒子监测标准

各洁净级别空气悬浮粒子标准见附表3。

附表3　各洁净级别空气悬浮粒子标准

洁净度级别	悬浮粒子最大允许浓度/(个/m^3)			
	静态		动态	
	≥0.5μm	≥5μm	≥0.5μm	≥5μm
A级	3520	20	3520	20
B级	3520	29	352000	2900
C级	352000	2900	3520000	29000
D级	3520000	29000	不做规定	不做规定

3.微生物监测

(1)微生物监测方法：药品洁净实验室沉降菌的监测照《医药工业洁净室

(区)沉降菌的测试方法》的现行国家标准进行。浮游菌的监测照《医药工业洁净室(区)浮游菌的测试方法》的现行国家标准进行，浮游菌采样器可选择撞击式采样器或滤膜式采样器等。表面微生物测定是对环境、设备和人员的表面微生物进行监测，方法包括接触碟法和擦拭法。接触碟法是将充满规定的琼脂培养基的接触碟对规则表面或平面进行取样，然后置合适的温度下培养一定时间并计数，每碟取样面积约为$25cm^2$，微生物计数结果以cfu/碟报告；擦拭法是接触碟法的补充，用于不规则表面的微生物监测，特别是设备的不规则表面。擦拭法的擦拭面积应采用合适尺寸的无菌模板或标尺确定，取样后，将拭子置合适的缓冲液或培养基中，充分振荡，然后采用适宜的方法计数，每个拭子取样面积约为$25cm^2$，微生物计数结果以cfu/拭子报告。接触碟法和擦拭法采用的培养基、培养温度和时间同浮游菌或沉降菌监测。

表面微生物测定应在实验结束后进行。

环境浮游菌、沉降菌及表面微生物监测用培养基一般采用胰酪大豆胨琼脂培养基(TSA)，培养温度为20~25℃，时间为3~5天，必要时可加入适宜的中和剂。当监测结果有疑似真菌或考虑季节因素影响时，可增加沙氏葡萄糖琼脂培养基(SDA)，培养温度为20~25℃，时间为5~7天，如需要，应根据环境污染微生物种群特性选择特定的培养条件和培养时间。

(2)监测频次及项目：在药品洁净实验室监控中，监测频次及监测项目建议按附表4进行。

附表4　推荐的药品洁净实验室的监测频次及监测项目

	受控区域	采样频次	监测项目
无菌隔离系统		每次实验	空气悬浮粒子③、浮游菌③、沉降菌②、表面微生物(含手套)
微生物洁净实验室	A级	每次实验	空气悬浮粒子③、浮游菌①、沉降菌②、表面微生物(含手套及操作服)
	B级	每周一次	空气悬浮粒子④、浮游菌③、沉降菌、表面微生物(含手套及操作服)
	C级	每季度一次	空气悬浮粒子④、浮游菌④、沉降菌、表面微生物
	D级	每半年一次	空气悬浮粒子、浮游菌、沉降菌、表面微生物

①每月一次。

②工作台面沉降菌的日常监测采样点数不少于3个，且每个采样点的平皿数应不少于1个。

③每季度一次。

④每半年一次。

如果出现连续超过纠偏限和警戒限、关键区域内发现有污染微生物存在、空气净化系统进行任何重大的维修、消毒规程改变、设备有重大维修或增加、洁净室（区）结构或区域分布有重大变动、引起微生物污染的事故、日常操作记录反映出倾向性的数据时应重新评估监测程序的合理性。

（3）微生物监测标准：各洁净级别环境微生物监测的动态标准见附表5。

附表5　各洁净级别环境微生物监测的动态标准

洁净度级别	浮游菌/（cfu/m^3）	沉降菌90mm/（cfu/4h）	表面微生物	
			接触碟55mm/（cfu/碟）	5指手套/（ctu/手套）
A级	<1	<1	<1	<1
B级	10	5	5	5
C级	100	50	25	—
D级	200	100	50	—

注：1.表中各数值均为各取样点的测定值；

2.单个沉降碟的暴露时间可以少于4h，同一位置可使用多个沉降碟连续进行监测并累积计数。如果试验时间少于4h，则仍应使用表中的限度。

4.警戒限和纠偏限

药品洁净实验室应根据历史数据，结合不同洁净区域的标准，采用适宜的方法，制定适当的微生物监测警戒限和纠偏限。限度确定后，应定期回顾评价，如历史数据表明环境有所改善，限度应做出相应调整以反映环境实际质量状况。附表6列出了各级别洁净环境微生物纠偏限参考值。

附表6　各级别洁净环境微生物纠偏限参考值

洁净度级别	沉降菌纠偏限②（90mm）/（cfu/4h）	浮游菌纠偏限①/（cfu/m^3）
A级	<1	<1
B级	7	3
C级	10	5
D级	100	50

①数据表示建议的环境质量水平，也可根据检测或分析方法的类型确定微生物纠偏限度标准；

②可根据洁净区域用途、检测药品的特性等需要增加沉降碟数。

5.数据分析及偏差处理

（1）数据分析：应对日常环境监测的数据进行分析和回顾，通过对收集的数据和趋势分析，总结和评估洁净实验室是否受控，评估警戒限和纠偏限是否适合及所采取的纠偏措施是否恰当。

应正确评估微生物污染，不仅关注微生物数量和种类，更应关注微生物污染检出的频率，通常在一个采样周期内同一环境中多点发现微生物污染，可能预示着风险增加，应仔细评估。几个位点同时有污染的现象也可能由不规范的采样操作引起，所以在得出环境可能失控的结论之前，应仔细回顾采样操作过程。在污染后的几天对环境进行重新采样是没有意义的，因为采样过程不具有可重复性。

（2）偏差处理：当微生物监测结果超出纠偏限度时，应当按照偏差处理规程进行报告、记录、调查、处理以及采取纠正措施，并对纠正措施的有效性进行评估。

6.微生物鉴定

建议对受控环境收集到的微生物进行适当水平的鉴定，微生物菌群信息有助于预期常见菌群，并有助于评估清洁或消毒规程、方法、清洁剂或消毒剂及微生物监测方法的有效性，尤其当超过监测限度时，微生物鉴定信息有助于污染源的调查。关键区域分离到的菌落应先于非关键区域进行鉴定。微生物鉴定参照微生物鉴定指导原则（指导原则9204）进行。

四、微生物控制

为了保证药品洁净实验室环境维持适当的水平，应保持空调系统的良好运行状态，对设施进行良好维护，洁净室内人员应严格遵守良好的行为规范，并定期进行环境监控。微生物控制措施还包括良好的清洁和卫生处理，应定期对药品洁净实验室进行清洁和消毒，应监测消毒剂和清洁剂的微生物污染状况，并在规定的有效期内使用，A/B级洁净区应使用无菌的或经无菌处理的消毒剂和清洁剂。所采用的化学消毒剂应经过验证或有证据表明其消毒效果，其种类应当多于一种，并定期进行更换以防止产生耐受菌株。不得用紫外线消毒代替化学消毒。必要时，可采用气体、熏蒸等适宜的方法降低洁净区的卫生死角的微生物污染，并对消毒剂的残留水平进行验证。

参考文献

[1] 国家药典委员会编 . 中华人民共和国药典 2020 版，二部 [M]. 北京：中国医药科技出版社，2020.

[2] 国家药典委员会编 . 中华人民共和国药典 2020 版，四部 [M]. 北京：中国医药科技出版社，2020.

[3] 中国食品药品检定研究院组织编写 . 生物制品检验技术操作规范 [M]. 北京：中国医药科技出版社，2019.

[4] ISO 14644—1 洁净室及相关控制环境国际标准 .

[5] GB/T 16292—2010 医药工业洁净室（区）悬浮粒子的测试方法 .

[6] GB/T 16293—2010 医药工业洁净室（区）浮游菌的测试方法 .

[7] GB/T 16294—2010 医药工业洁净室（区）沉降菌的测试方法 .